Lebe Dich gesund!

Ohne Stress stressfrei werden!

Dr. phil Lindsay Harris

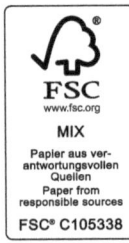

© 2024 Dr. phil Lindsay Harris
Verlag: BoD · Books on Demand GmbH,
In de Tarpen 42, 22848 Norderstedt, bod@bod.de
Druck: Libri Plureos GmbH, Friedensallee 273,
22763 Hamburg
ISBN: 978-3-7693-2194-4

Inhaltsverzeichnis

Einleitung

Vorstellung des Buches und seiner Ziele

Herzlich willkommen zu unserem Buch "Gesundheit und Stressbewältigung im modernen Leben: Ein Leitfaden für ein ausgewogenes Leben". In einer Zeit, in der wir ständig mit Herausforderungen konfrontiert sind – sei es durch berufliche Anforderungen, persönliche Verpflichtungen oder gesellschaftliche Erwartungen – ist es wichtiger denn je, die eigene Gesundheit und das Wohlbefinden in den Mittelpunkt zu stellen. Dieses Buch wurde mit dem Ziel verfasst, Ihnen dabei zu helfen, die verschiedenen Facetten von Gesundheit zu verstehen und effektive Strategien zur Stressbewältigung zu entwickeln. Wir das sind Dr. phil Lindsay Harris (Pseudonym) und viele Helfer sowie neue Erkenntnisse und Technologien. Dr. Harris war lange psychisch und physisch selber krank und hat einen Weg der Heilung hinter sich. Das Ergebnis waren viele Erfahrungen mit den Themen um welche es in diesem Buch geht. Sollte jemand aber wirklich ernsthaft erkrankt sein oder den Verdacht haben ist es wichtig trotzdem zum Arzt zu gehen, sich untersuchen zu lassen und nicht zu denken, dass alleine ein solches Buch als Therapie alleine genügt. Das Buch ist als Zusatz gedacht!

1.1 Die Motivation hinter dem Buch

In den letzten Jahren haben zahlreiche Studien gezeigt, dass Stress einen erheblichen Einfluss auf unsere physische und psychische Gesundheit hat. Viele Menschen in unserer modernen Gesellschaft sind von chronischem Stress betroffen, der sich negativ auf ihre Lebensqualität auswirkt. Dieses Buch ist das Ergebnis einer tiefen Überzeugung, dass jeder Mensch die Fähigkeit hat, ein gesundes und erfülltes Leben zu führen, wenn er über das nötige Wissen und die richtigen Werkzeuge verfügt.

1.2 Ziele des Buches

Die Hauptziele dieses Buches sind:

1. **Aufklärung**: Wir möchten Ihnen ein fundiertes Verständnis für die verschiedenen Dimensionen von Gesundheit vermitteln. Dazu gehören körperliche, psychische und soziale Gesundheit. Ein umfassendes Wissen über diese Bereiche ist der erste Schritt zu einem gesünderen Lebensstil.

2. **Stressbewältigung**: Wir bieten Ihnen eine Vielzahl von Strategien und Techniken zur Stressbewältigung an. Von Achtsamkeit und Meditation über körperliche Aktivität bis hin zu Zeitmanagement und sozialer Unterstützung – Sie werden praktische Ansätze kennenlernen, die Ihnen helfen, Stress abzubauen und Ihre Lebensqualität zu verbessern.

3. **Prävention**: Ein weiterer wichtiger Aspekt dieses Buches ist die Prävention. Wir möchten Sie dabei unterstützen, gesunde Gewohnheiten zu entwickeln, die dazu beitragen, Stress zu

minimieren und Ihre allgemeine Gesundheit zu fördern. Prävention ist nicht nur eine Maßnahme zur Vermeidung von Krankheiten, sondern ein aktiver Prozess, der Ihre Lebensqualität steigert.

4. **Technologie und Gesundheit**: In einer zunehmend digitalen Welt ist es wichtig, die Rolle der Technologie in unserem Leben kritisch zu betrachten. Wir werden die Vor- und Nachteile der digitalen Welt untersuchen und Ihnen zeigen, wie Sie Technologie als Werkzeug zur Verbesserung Ihrer Gesundheit nutzen können.

5. **Ressourcen bereitstellen**: Am Ende des Buches finden Sie eine Sammlung von Ressourcen, Büchern, Websites und Apps, die Ihnen helfen werden, das Gelernte in die Praxis umzusetzen. Diese zusätzlichen Informationen sollen Sie auf Ihrem Weg zu einem gesünderen und stressfreieren Leben unterstützen.

1.3 Wer sollte dieses Buch lesen?

Dieses Buch richtet sich an alle, die sich mit den Herausforderungen des modernen Lebens auseinandersetzen und nach Wegen suchen, ihre Gesundheit und ihr Wohlbefinden zu verbessern. Egal, ob Sie berufstätig sind, studieren, eine Familie haben oder im Ruhestand sind – die Inhalte sind so gestaltet, dass sie für jeden von Nutzen sind.

1.4 Wie Sie das Beste aus diesem Buch herausholen

Um das Beste aus diesem Buch herauszuholen, empfehlen wir Ihnen, nicht nur die Kapitel zu lesen, sondern auch aktiv an den vorgeschlagenen Übungen und Techniken teilzunehmen. Nehmen Sie sich Zeit, um über Ihre eigene Gesundheit und Ihre Stressoren nachzudenken. Führen Sie ein Tagebuch über Ihre Fortschritte und reflektieren Sie regelmäßig über das, was Sie gelernt haben.

Wir hoffen, dass dieses Buch Ihnen wertvolle Einsichten und Werkzeuge bietet, um Ihr Leben positiv zu verändern. Lassen Sie uns gemeinsam auf diese Reise zu mehr Gesundheit und Wohlbefinden gehen!

Die Bedeutung von Gesundheit und Stressbewältigung im modernen Leben

n der heutigen, schnelllebigen Welt sind Gesundheit und Stressbewältigung zentrale Themen, die das individuelle und kollektive Wohlbefinden beeinflussen. Dieses Kapitel beleuchtet die verschiedenen Dimensionen von Gesundheit und die entscheidende Rolle der Stressbewältigung, um ein ausgewogenes und erfülltes Leben zu führen.

2.1 Körperliche Gesundheit

Körperliche Gesundheit ist die Grundlage für ein aktives und produktives Leben. Sie umfasst nicht nur die Abwesenheit von Krankheiten, sondern auch das allgemeine Wohlbefinden des Körpers. Faktoren, die zur körperlichen Gesundheit beitragen, sind:

- **Ernährung**: Eine ausgewogene Ernährung versorgt den Körper mit den notwendigen Nährstoffen, die für die Aufrechterhaltung der Energie und der allgemeinen Gesundheit erforderlich sind. Ungesunde Ernährungsgewohnheiten können zu chronischen Erkrankungen wie Fettleibigkeit, Diabetes und Herz-Kreislauf-Erkrankungen führen.

- **Bewegung**: Regelmäßige körperliche Aktivität stärkt das Herz-Kreislauf-System, verbessert die Muskulatur und fördert die allgemeine Fitness. Bewegung hat auch positive Auswirkungen auf die psychische Gesundheit, indem sie Stress abbaut und die Stimmung hebt.

- **Schlaf**: Ausreichender und qualitativ hochwertiger Schlaf ist entscheidend für die Regeneration des Körpers und die Aufrechterhaltung der geistigen Gesundheit. Schlafmangel kann zu einer Vielzahl von gesundheitlichen Problemen führen, einschließlich erhöhter Stressanfälligkeit.

2.2 Psychische Gesundheit

Psychische Gesundheit ist ebenso wichtig wie körperliche Gesundheit und umfasst emotionale, psychologische und soziale Aspekte. Sie beeinflusst, wie wir denken, fühlen und handeln. Wichtige Aspekte der psychischen Gesundheit sind:

- **Stressbewältigung**: Die Fähigkeit, mit Stress umzugehen, ist entscheidend für die psychische Gesundheit. Chronischer Stress kann zu Angstzuständen, Depressionen und anderen psychischen Erkrankungen führen. Effektive Stressbewältigungstechniken, wie Achtsamkeit und Entspannung, sind daher unerlässlich.

- **Emotionale Resilienz**: Emotionale Resilienz bezeichnet die Fähigkeit, sich von Rückschlägen zu erholen und Herausforderungen zu meistern. Menschen mit hoher Resilienz sind besser in der Lage, mit Stress umzugehen und sich an Veränderungen anzupassen.

- **Soziale Interaktionen**: Soziale Unterstützung

spielt eine entscheidende Rolle für die psychische Gesundheit. Der Austausch mit Freunden, Familie oder Unterstützungssystemen kann helfen, Stress zu reduzieren und das allgemeine Wohlbefinden zu fördern.

2.3 Soziale Gesundheit

Soziale Gesundheit bezieht sich auf die Qualität unserer Beziehungen zu anderen Menschen. Ein starkes soziales Netzwerk trägt wesentlich zu unserem Wohlbefinden bei. Wichtige Aspekte der sozialen Gesundheit sind:

- **Beziehungen**: Gesunde und unterstützende Beziehungen können als Puffer gegen Stress wirken. Menschen, die enge soziale Kontakte pflegen, erleben oft weniger Stress und haben eine höhere Lebenszufriedenheit.

- **Gemeinschaft**: Die Zugehörigkeit zu einer Gemeinschaft kann das Gefühl von Isolation und Einsamkeit verringern. Teilnahme an sozialen Aktivitäten, Ehrenamt oder Gruppen kann das soziale Netzwerk erweitern und das Wohlbefinden steigern.

- **Kommunikationsfähigkeiten**: Die Fähigkeit, effektiv zu kommunizieren, ist entscheidend für gesunde Beziehungen. Offene und ehrliche Kommunikation fördert das Verständnis und die Zusammenarbeit in sozialen Interaktionen.

2.4 Die Rolle der Stressbewältigung

Stressbewältigung ist ein zentraler Aspekt, der alle Dimensionen der Gesundheit beeinflusst. Stress kann sich negativ auf den Körper, den Geist und die sozialen Beziehungen auswirken. Daher ist es wichtig, Strategien zur Stressbewältigung zu entwickeln, um:

- **Gesundheitsrisiken zu minimieren**: Chronischer Stress kann zu ernsthaften gesundheitlichen Problemen führen, einschließlich Herzkrankheiten, Schlafstörungen und psychischen Erkrankungen. Durch effektive

Stressbewältigung können diese Risiken verringert werden.

- **Lebensqualität zu verbessern**: Ein besseres Stressmanagement trägt zu einer höheren Lebenszufriedenheit und einem positiven Lebensgefühl bei. Menschen, die in der Lage sind, mit Stress umzugehen, berichten oft von mehr Freude und Erfüllung in ihrem Leben.

- **Produktivität zu steigern**: Stressbewältigungstechniken verbessern die Konzentration, Kreativität und Effizienz. In einem stressfreieren Zustand sind wir besser in der Lage, Herausforderungen zu meistern und unsere Ziele zu erreichen.

Kapitel 1: Die Wurzeln des Stresses

Definition von Stress und seinen Einfluss auf die Gesundheit

Stress ist eine natürliche Reaktion des Körpers auf Anforderungen oder Herausforderungen, die als belastend oder überwältigend empfunden werden. Diese Reaktionen können sowohl physischer als auch psychischer Natur sein und treten auf, wenn der Körper versucht, auf eine wahrgenommene Bedrohung oder Herausforderung zu reagieren. Stress kann in zwei Hauptkategorien unterteilt werden:

1. **Akuter Stress**: Dies ist eine kurzfristige Reaktion auf eine spezifische Bedrohung oder Herausforderung. Akuter Stress kann sowohl positiv als auch negativ sein und tritt häufig in Situationen auf, die aufregend oder herausfordernd sind, wie z.b. Prüfungen,

Vorstellungsgespräche oder sportliche Wettkämpfe. Es kann helfen, die Leistung zu steigern und die Aufmerksamkeit zu schärfen.

2. **Chronischer Stress**: Dies ist eine langfristige Form von Stress, die entsteht, wenn eine Person ständig unter Druck steht oder sich in belastenden Situationen befindet. Chronischer Stress kann durch anhaltende Probleme wie finanzielle Sorgen, Beziehungsprobleme oder berufliche Überlastung verursacht werden. Er kann ernsthafte gesundheitliche Folgen haben.

Einfluss von Stress auf die Gesundheit

Stress kann erhebliche Auswirkungen auf die körperliche, psychische und soziale Gesundheit haben. Einige der häufigsten gesundheitlichen Probleme, die mit Stress in Verbindung stehen, sind:

1. Physische Gesundheit

- **Herz-Kreislauf-Erkrankungen**: Chronischer Stress kann zu erhöhtem Blutdruck, Herzklopfen und einem höheren Risiko für Herzkrankheiten führen. Stresshormone wie Adrenalin und Cortisol können das Herz-Kreislauf-System belasten.

- **Immunsystem**: Stress kann die Immunfunktion beeinträchtigen, wodurch der Körper anfälliger für Infektionen und Krankheiten wird. Menschen mit chronischem Stress haben oft ein erhöhtes Risiko für Erkältungen und andere Infektionen.

- **Verdauungsprobleme**: Stress kann Magen-Darm-Beschwerden wie Reizdarmsyndrom, Magenbeschwerden und Übelkeit verursachen. Stress kann die Verdauung beeinträchtigen und zu Appetitveränderungen führen.

- **Schlafstörungen**: Stress beeinflusst die Schlafqualität und -quantität. Menschen, die unter Stress leiden, haben oft Schwierigkeiten, einzuschlafen oder durchzuschlafen, was zu Müdigkeit und Erschöpfung führt.

2. Psychische Gesundheit

- **Angstzustände**: Stress kann die Entwicklung von Angststörungen begünstigen. Menschen, die unter chronischem Stress leiden, haben oft erhöhte Angst- und Panikattacken.

- **Depressionen**: Langfristiger Stress kann zu depressiven Symptomen führen, einschließlich Traurigkeit, Antriebslosigkeit und sozialer Isolation.

- **Burnout**: Bei anhaltendem Stress, insbesondere am Arbeitsplatz, kann es zu einem Zustand des Burnouts kommen, der durch emotionale Erschöpfung, Zynismus und reduzierte Leistungsfähigkeit gekennzeichnet ist.

3. Soziale Gesundheit

- **Beziehungen**: Stress kann die Qualität zwischenmenschlicher Beziehungen beeinträchtigen. Menschen, die unter Stress stehen, können gereizter oder weniger geduldig mit anderen sein, was zu Konflikten und Missverständnissen führen kann.

- **Soziale Isolation**: Stress kann dazu führen, dass Menschen sich zurückziehen, anstatt Unterstützung von Freunden und Familie zu suchen. Dies kann die Einsamkeit und das Gefühl der Isolation verstärken.

Die Psychologie des Stresses: Wie unsere Gedanken und Überzeugungen Stress erzeugen

Stress ist nicht nur eine physiologische Reaktion des Körpers auf äußere Reize, sondern auch ein komplexes psychologisches Phänomen, das stark von unseren Gedanken, Überzeugungen und der Art und Weise, wie

wir die Welt um uns herum interpretieren, beeinflusst
wird. In diesem Kapitel werden wir die
psychologischen Aspekte des Stresses untersuchen und
aufzeigen, wie unsere Denkmuster und Überzeugungen
zur Entstehung und Intensität von Stress beitragen
können.

1. Die Rolle der Wahrnehmung

Die Wahrnehmung spielt eine entscheidende Rolle
dabei, wie wir Stress erleben. Zwei Personen können
dieselbe Situation unterschiedlich wahrnehmen und
darauf reagieren. Diese Unterschiede in der
Wahrnehmung können auf verschiedene Faktoren
zurückzuführen sein, darunter:

- **Persönliche Erfahrungen**: Frühere
  Erfahrungen, insbesondere traumatische oder
  stressige, können die Art und Weise
  beeinflussen, wie wir zukünftige Situationen
  wahrnehmen. Jemand, der in der Vergangenheit
  negative Erfahrungen mit Prüfungen gemacht
  hat, könnte bei einer bevorstehenden Prüfung
  stärker gestresst sein als jemand, der positive

Erfahrungen gemacht hat.

- **Kognitive Verzerrungen**: Menschen neigen dazu, in bestimmten Situationen verzerrte Denkmuster zu entwickeln, die ihre Wahrnehmung von Stress verstärken können. Beispiele hierfür sind:

- **Katastrophisieren**: Die Tendenz, die schlimmsten möglichen Ergebnisse einer Situation vorherzusagen.

- **Verallgemeinerung**: Das Ziehen von weitreichenden Schlussfolgerungen aus einzelnen Ereignissen.

- **Schwarz-Weiß-Denken**: Das Denken in absoluten Kategorien, ohne Raum für Nuancen oder Graubereiche.

Diese Denkmuster können dazu führen, dass wir Stresssituationen als bedrohlicher empfinden, als sie tatsächlich sind.

2. Die Bedeutung von Überzeugungen

Unsere Überzeugungen über uns selbst und die Welt

um uns herum können ebenfalls einen erheblichen Einfluss auf unser Stressniveau haben. Einige wichtige Überzeugungen, die Stress erzeugen können, sind:

- **Perfektionismus**: Der Drang, in allem perfekt zu sein, kann zu einem ständigen Gefühl der Unzulänglichkeit und des Versagens führen. Perfektionisten setzen sich oft unrealistische Standards, was zu chronischem Stress führt, wenn sie diese Standards nicht erfüllen können.

- **Kontrollbedürfnis**: Menschen, die das Gefühl haben, alles kontrollieren zu müssen, erleben häufig hohen Stress, insbesondere in Situationen, die außerhalb ihrer Kontrolle liegen. Diese Überzeugung kann zu Angst und Frustration führen, wenn Dinge nicht nach Plan verlaufen.

- **Negative Selbstgespräche**: Die Art und Weise, wie wir mit uns selbst sprechen, beeinflusst unser Stressniveau erheblich. Negative Selbstgespräche, die Zweifel und Kritik beinhalten, können unser Selbstwertgefühl untergraben und zu einem erhöhten Stressniveau führen.

3. Kognitive Bewertung

Die kognitive Bewertung ist der Prozess, durch den wir eine Situation einschätzen und entscheiden, ob sie als bedrohlich oder herausfordernd wahrgenommen wird. Dieser Prozess umfasst zwei Hauptphasen:

- **Primäre Bewertung**: In dieser Phase beurteilen wir, ob die Situation für uns eine Bedrohung darstellt. Wenn wir die Situation als potenziell schädlich oder herausfordernd wahrnehmen, empfinden wir Stress.

- **Sekundäre Bewertung**: Hier bewerten wir unsere Ressourcen und Fähigkeiten zur Bewältigung der Situation. Wenn wir das Gefühl haben, dass wir nicht über die notwendigen Fähigkeiten oder Ressourcen verfügen, um die Herausforderung zu bewältigen, steigt unser Stresslevel. Die kognitive Bewertung kann durch verschiedene Faktoren beeinflusst werden, einschließlich unserer Erfahrungen,

Überzeugungen und externen
Unterstützungssysteme.

4. Stressbewältigung durch Veränderung der Denkmuster

Ein wichtiger Ansatz zur Stressbewältigung besteht darin, unsere Denkmuster und Überzeugungen zu hinterfragen und zu verändern. Einige effektive Techniken sind:

Kognitive Umstrukturierung: Dieser Prozess beinhaltet das Erkennen und Herausfordern negativer Denkmuster und das Ersetzen durch realistischere und positivere Gedanken. Zum Beispiel kann das Katastrophisieren durch eine rationalere Einschätzung der Situation ersetzt werden.

Achtsamkeit: Achtsamkeitstechniken helfen uns, im gegenwärtigen Moment zu bleiben und unsere Gedanken und Gefühle ohne Urteil zu beobachten. Diese Praxis kann helfen, die Intensität von stressauslösenden Gedanken zu verringern und ein Gefühl der inneren Ruhe zu fördern.

Positive Affirmationen: Durch das
Wiederholen positiver Affirmationen können
wir unser Selbstbild und unsere Überzeugungen
über unsere Fähigkeiten stärken. Dies kann
helfen, das Selbstvertrauen zu erhöhen und
Stress zu reduzieren.

Kapitel 2: Achtsamkeit – Der Schlüssel zur inneren Ruhe

Einführung in die Achtsamkeit und ihre Vorteile

Achtsamkeit ist eine Praxis, die sich auf die bewusste Wahrnehmung des gegenwärtigen Moments konzentriert, ohne zu urteilen oder zu bewerten. Sie hat ihre Wurzeln in der buddhistischen Tradition, hat jedoch in den letzten Jahrzehnten auch im Westen an Popularität gewonnen, insbesondere als wirksame Methode zur Stressbewältigung und Förderung des allgemeinen Wohlbefindens. Achtsamkeit kann in verschiedenen Formen praktiziert werden, einschließlich Meditation, Atemübungen und achtsamer Körperwahrnehmung.

1. Was ist Achtsamkeit?

Achtsamkeit bedeutet, die Aufmerksamkeit bewusst auf den gegenwärtigen Moment zu richten – auf das, was wir denken, fühlen und erleben, ohne uns von unseren Gedanken oder Emotionen mitreißen zu lassen. Es geht darum, die Sinne zu schärfen und die Realität so zu akzeptieren, wie sie ist, anstatt sich in Sorgen über die Zukunft oder Bedauern über die Vergangenheit zu verlieren.

Achtsamkeit umfasst oft folgende Elemente:

- **Präsenz**: Im Hier und Jetzt sein, anstatt in der Vergangenheit oder Zukunft zu verweilen.
- **Akzeptanz**: Die Dinge so annehmen, wie sie sind, ohne sie zu bewerten oder zu beurteilen.
- **Bewusstheit**: Sich der eigenen Gedanken, Gefühle und Körperempfindungen bewusst sein, ohne auf sie zu reagieren.

2. Die Vorteile von Achtsamkeit

Die Praxis der Achtsamkeit bietet eine Vielzahl von physischen, psychischen und sozialen Vorteilen, die dazu beitragen können, das allgemeine Wohlbefinden zu steigern.

2.1 Physische Vorteile

- **Stressreduktion**: Achtsamkeit hat sich als wirksam erwiesen, um Stress abzubauen. Durch die Förderung eines Zustands der Entspannung und des inneren Friedens können Menschen besser mit stressigen Situationen umgehen.

- **Verbesserte Schlafqualität**: Regelmäßige Achtsamkeitspraxis kann helfen, Schlafstörungen zu reduzieren und die Schlafqualität zu verbessern, indem sie den Geist beruhigt und das Einschlafen erleichtert.

- **Stärkung des Immunsystems**: Studien haben gezeigt, dass Achtsamkeit die Immunantwort des Körpers stärken kann, was zu einer besseren Gesundheit und einem geringeren Risiko für Krankheiten führt.

2.2 Psychische Vorteile

- **Angst- und Depressionsbewältigung**:
  Achtsamkeit kann helfen, Symptome von Angst
  und Depression zu lindern, indem sie die
  Fähigkeit verbessert, Gedanken und Emotionen
  zu beobachten, ohne sich von ihnen
  überwältigen zu lassen.

- **Erhöhung der emotionalen Resilienz**:
  Achtsame Menschen sind oft besser in der Lage,
  mit emotionalen Herausforderungen umzugehen
  und sich von Rückschlägen zu erholen.

- **Verbesserte Konzentration und
  Aufmerksamkeit**: Durch die Praxis der
  Achtsamkeit wird die Fähigkeit zur
  Konzentration und Fokussierung verbessert, was
  in vielen Lebensbereichen von Vorteil sein kann.

2.3 Soziale Vorteile

- **Verbesserung zwischenmenschlicher
  Beziehungen**: Achtsamkeit fördert Empathie
  und Mitgefühl, was zu besseren
  zwischenmenschlichen Beziehungen führen

kann. Menschen, die achtsam sind, sind oft besser in der Lage, zuzuhören und sich in die Perspektiven anderer hineinzuversetzen.

- **Reduzierung von Konflikten**: Achtsame Kommunikation kann helfen, Missverständnisse zu verringern und Konflikte konstruktiv zu lösen.

- **Stärkung des sozialen Netzwerks**: Achtsame Menschen neigen dazu, stärkere soziale Bindungen zu entwickeln, was zu einem unterstützenden Umfeld beiträgt.

Atemtechniken

1. Tiefe Bauchatmung

Ziel: Die Atmung zu vertiefen und den Körper zu entspannen.

Anleitung:

1. Setzen oder legen Sie sich bequem hin und legen Sie eine Hand auf Ihren Bauch und die andere auf Ihre Brust.
2. Atmen Sie tief durch die Nase ein, sodass sich Ihr Bauch hebt (nicht die Brust). Zählen Sie bis vier.
3. Halten Sie den Atem für einen Moment an (optional).
4. Atmen Sie langsam durch den Mund aus, während Sie bis sechs zählen. Lassen Sie dabei Ihren Bauch wieder sinken.
5. Wiederholen Sie diesen Vorgang für 5-10 Minuten. Konzentrieren Sie sich darauf, wie sich Ihr Bauch beim Ein- und Ausatmen hebt und senkt.

2. 4-7-8 Atemtechnik

Ziel: Entspannung und Stressabbau.

Anleitung:

1. Setzen Sie sich bequem hin und schließen Sie die Augen.

2. Atmen Sie durch die Nase ein und zählen Sie dabei bis vier.

3. Halten Sie den Atem an und zählen Sie bis sieben.

4. Atmen Sie durch den Mund aus und zählen Sie bis acht, während Sie den Atem vollständig entleeren.

5. Wiederholen Sie diese Technik für vier Atemzüge. Sie können die Anzahl der Wiederholungen allmählich erhöhen, wenn Sie sich wohler fühlen.

3. Wechselatmung (Nadi Shodhana)

Ziel: Die Balance zwischen Körper und Geist fördern und die Konzentration steigern.

Anleitung:

1. Setzen Sie sich in eine bequeme Position mit geradem Rücken.

2. Schließen Sie das rechte Nasenloch mit dem Daumen der rechten Hand und atmen Sie tief durch das linke Nasenloch ein.

3. Schließen Sie das linke Nasenloch mit dem Ringfinger und atmen Sie durch das rechte Nasenloch aus.

4. Atmen Sie durch das rechte Nasenloch ein, schließen Sie es dann mit dem Daumen und atmen Sie durch das linke Nasenloch aus.

5. Dies ist ein Zyklus. Wiederholen Sie diesen Vorgang für 5-10 Minuten, wobei Sie sich auf den Atem konzentrieren.

4. Zählende Atmung

Ziel: Die Aufmerksamkeit fokussieren und den Geist beruhigen.

Anleitung:

1. Setzen Sie sich bequem hin und schließen Sie die Augen.

2. Atmen Sie tief ein und zählen Sie dabei bis drei.

3. Halten Sie den Atem an und zählen Sie bis drei.

4. Atmen Sie langsam aus und zählen Sie bis drei.

5. Halten Sie den Atem erneut an und zählen Sie bis drei.

6. Wiederholen Sie diesen Zyklus für 5-10 Minuten und versuchen Sie, die Zählung zu verlängern, während Sie sich wohler fühlen.

5. Atempause

Ziel: Stressabbau und Achtsamkeit fördern.

Anleitung:

1. Nehmen Sie sich während des Tages bewusst kurze Pausen, um sich auf Ihren Atem zu konzentrieren.

2. Halten Sie inne, schließen Sie die Augen und atmen Sie für 1-2 Minuten tief ein und aus.

3. Achten Sie darauf, wie sich Ihr Körper anfühlt und wie der Atem in Ihren Körper strömt.

4. Nutzen Sie diese Pausen, um sich zu entspannen und den Geist zu klären.

6. Affirmative Atmung

Ziel: Positive Gedanken mit der Atmung verbinden.

Anleitung:

1. Wählen Sie eine positive Affirmation oder einen Satz, den Sie wiederholen möchten, z.b. „Ich bin ruhig und gelassen".

2. Atmen Sie tief ein und während Sie ausatmen, sprechen Sie die Affirmation laut oder im Stillen aus.

3. Wiederholen Sie dies für 5-10 Minuten, wobei Sie sich auf die Verbindung zwischen Ihrem Atem und der Affirmation konzentrieren.

Achtsames Essen

Achtsames Essen ist eine Form der Achtsamkeit, die sich darauf konzentriert, den Moment des Essens bewusst und vollständig zu erleben. Diese Praxis fördert nicht nur das Bewusstsein für die Nahrungsaufnahme, sondern kann auch helfen, eine gesunde Beziehung zu Lebensmitteln zu entwickeln, das Essverhalten zu verbessern und das allgemeine Wohlbefinden zu steigern. Hier sind einige grundlegende Prinzipien und Techniken für achtsames Essen.

1. Die Grundlagen des achtsamen Essens

Achtsamkeit beim Essen bedeutet:

- **Präsenz**: Seien Sie im Hier und Jetzt, während Sie essen. Konzentrieren Sie sich auf die Erfahrung des Essens, anstatt sich von Ablenkungen wie Fernseher, Handy oder Gesprächen ablenken zu lassen.

- **Wahrnehmung**: Achten Sie auf die Farben,

Texturen, Gerüche und Aromen Ihrer Speisen.
Nehmen Sie sich Zeit, um die verschiedenen
Sinneseindrücke wahrzunehmen.

- **Langsamkeit**: Essen Sie langsam und kauen Sie
  jeden Bissen gründlich. Dies hilft nicht nur, den
  Geschmack besser wahrzunehmen, sondern
  fördert auch die Verdauung und das
  Sättigungsgefühl.

2. Vorbereitung auf das achtsame Essen

Bevor Sie mit dem Essen beginnen, gibt es einige
Schritte, die Sie unternehmen können, um sich auf die
Praxis einzustellen:

- **Schaffen Sie eine angenehme Umgebung**:
  Setzen Sie sich an einen ruhigen Ort, an dem Sie
  ungestört sind. Decken Sie den Tisch schön und
  entfernen Sie Ablenkungen.

- **Nehmen Sie sich einen Moment Zeit**: Bevor
  Sie mit dem Essen beginnen, nehmen Sie ein
  paar tiefe Atemzüge, um sich zu entspannen und
  in den Moment zu kommen.

- **Reflektieren Sie über Ihr Essen**: Denken Sie darüber nach, woher Ihre Lebensmittel stammen, wie sie zubereitet wurden und welche Menschen oder Umstände dazu beigetragen haben, dass sie auf Ihrem Tisch landen.

3. Praktische Schritte für achtsames Essen

Hier sind einige konkrete Schritte, die Sie während des Essens umsetzen können:

1. **Langsame Bissen**: Nehmen Sie einen kleinen Bissen und setzen Sie das Besteck ab, während Sie kauen. Lassen Sie den Bissen auf der Zunge verweilen und konzentrieren Sie sich auf den Geschmack und die Textur.

2. **Achtsame Wahrnehmung**: Achten Sie auf die Empfindungen in Ihrem Mund, während Sie kauen. Wie fühlt sich das Essen an? Welche Aromen nehmen Sie wahr?

3. **Atempausen**: Legen Sie das Besteck nach jedem Bissen ab und nehmen Sie einen tiefen Atemzug. Dies gibt Ihnen Zeit, um zu

reflektieren, wie Sie sich fühlen und ob Sie noch hungrig sind.

4. **Körperliche Signale beachten**: Achten Sie auf die Signale Ihres Körpers. Essen Sie, bis Sie satt sind, und hören Sie auf, wenn Sie sich wohlfühlen. Vermeiden Sie es, sich zum Essen zu zwingen, wenn Sie bereits satt sind.

5. **Dankbarkeit**: Nehmen Sie sich einen Moment, um Dankbarkeit für Ihre Mahlzeit auszudrücken. Dies kann durch ein kurzes Gebet, eine Meditation oder einfach durch einen Moment der Stille geschehen.

4. Vorteile des achtsamen Essens

- **Verbesserte Verdauung**: Langsame und bewusste Nahrungsaufnahme kann die Verdauung fördern und Magenbeschwerden reduzieren.

- **Bessere Kontrolle über das Essverhalten**: Achtsames Essen hilft, übermäßiges Essen und emotionales Essen zu reduzieren, da Sie besser auf Ihre Körpersignale achten.

- **Erhöhtes Genussgefühl**: Durch die bewusste Wahrnehmung der Speisen können Sie das Essen mehr genießen und die Aromen intensiver wahrnehmen.

- **Gesündere Entscheidungen**: Achtsames Essen kann dazu führen, dass Sie gesündere Lebensmittel wählen, da Sie eine tiefere Verbindung zu dem herstellen, was Sie essen.

5. Achtsames Essen in der Praxis

Um achtsames Essen in Ihren Alltag zu integrieren, können Sie folgende Tipps berücksichtigen:

- **Wählen Sie eine Mahlzeit pro Tag**: Beginnen Sie, indem Sie eine Mahlzeit pro Tag achtsam essen. Konzentrieren Sie sich auf die oben genannten Techniken und machen Sie dies zu einer regelmäßigen Praxis.

- **Experimentieren Sie mit verschiedenen Lebensmitteln**: Versuchen Sie, neue Lebensmittel auszuprobieren und deren Aromen und Texturen zu erkunden.

- **Integrieren Sie Achtsamkeit in Snacks**: Auch beim Snacken können Sie achtsam sein. Nehmen Sie sich Zeit, um kleine Snacks bewusst zu genießen.

Achtsame Bewegung (z.B. Yoga)

Achtsame Bewegung ist eine Form der körperlichen Aktivität, bei der der Fokus auf der Verbindung zwischen Körper und Geist liegt. Diese Praxis fördert das Bewusstsein für den eigenen Körper, die Atmung und die Bewegungen, wodurch sowohl physische als auch psychische Vorteile erzielt werden können. Yoga ist eine der bekanntesten Formen achtsamer Bewegung, aber auch andere Aktivitäten wie Tai Chi, Qigong oder einfaches achtsames Gehen können in diese Kategorie fallen. In diesem Abschnitt werden wir die Vorteile achtsamer Bewegung, insbesondere von Yoga, sowie einige grundlegende Übungen und Techniken erkunden.

1. Die Vorteile achtsamer Bewegung

Achtsame Bewegung bietet eine Vielzahl von Vorteilen
für Körper und Geist:

- **Stressreduktion**: Durch die Kombination von
  Bewegung, Atmung und Achtsamkeit kann die
  Praxis von Yoga und anderen achtsamen
  Bewegungen helfen, Stress abzubauen und das
  allgemeine Wohlbefinden zu steigern.

- **Erhöhung der Flexibilität und Stärke**:
  Regelmäßige achtsame Bewegung verbessert
  die Flexibilität, die Muskelkraft und die
  Körperhaltung.

- **Verbesserung der Körperwahrnehmung**:
  Achtsame Bewegung fördert das Bewusstsein
  für den eigenen Körper und hilft, Spannungen
  und Blockaden zu erkennen und zu lösen.

- **Steigerung der Konzentration**: Die
  Fokussierung auf den Atem und die
  Bewegungen kann die geistige Klarheit und
  Konzentration verbessern.

- **Förderung der emotionalen Gesundheit**: Achtsame Bewegung kann dazu beitragen, negative Emotionen zu verarbeiten und ein Gefühl der inneren Ruhe und Zufriedenheit zu entwickeln.

2. Yoga: Eine Form achtsamer Bewegung

Yoga ist eine uralte Praxis, die Körperhaltungen (Asanas), Atemtechniken (Pranayama) und Meditation kombiniert. Hier sind einige grundlegende Elemente und Übungen, die Yoga zu einer effektiven Form der achtsamen Bewegung machen:

2.1 Grundlegende Yoga-Posen

Hier sind einige einfache Yoga-Posen, die Sie ausprobieren können, um Achtsamkeit in Ihre Bewegung zu integrieren. Sie können sich hierzu auch Youtubetutorials anschauen:

- **Berghaltung (Tadasana):**

- Stehen Sie aufrecht mit den Füßen zusammen, die Arme entlang des Körpers.

- Achten Sie auf Ihre Körperhaltung und das Gewicht, das gleichmäßig auf beiden Füßen verteilt ist.

- Atmen Sie tief ein und heben Sie die Arme über den Kopf, während Sie sich strecken.

- **Krieger I (Virabhadrasana I):**

- Stellen Sie sich mit einem Fuß nach vorne und dem anderen Fuß nach hinten auf.

- Beugen Sie das vordere Knie und strecken Sie die Arme über den Kopf.

- Halten Sie die Position und atmen Sie tief ein und aus, während Sie sich auf die Dehnung und Stabilität konzentrieren.

- **Katze-Kuh (Marjaryasana-Bitilasana):**

- Gehen Sie in den Vierfüßlerstand, die Hände unter den Schultern und die Knie unter den Hüften.

- Beim Einatmen heben Sie den Kopf und den Schwanzbeinbereich (Kuh-Position).

- Beim Ausatmen ziehen Sie das Kinn zur Brust und runden den Rücken (Katze-Position).

- Wiederholen Sie dies für mehrere Atemzüge und spüren Sie die Bewegungen in Ihrem Rücken.

- **Kindhaltung (Balasana)**:

- Knien Sie sich hin und setzen Sie sich auf die Fersen.

- Beugen Sie sich nach vorne und legen Sie die Stirn auf den Boden.

- Lassen Sie die Arme entlang des Körpers ruhen oder strecken Sie sie nach vorne aus.

- Atmen Sie tief ein und aus, während Sie sich in dieser entspannenden Position entspannen.

2.2 Achtsame Atemtechniken im Yoga

Die Verbindung von Atem und Bewegung ist ein zentraler Aspekt des Yoga. Hier sind einige Atemtechniken, die Sie in Ihre Praxis integrieren können:

- **Ujjayi-Atem**: Dies ist eine bewusste Atemtechnik, bei der Sie durch die Nase einatmen und beim Ausatmen einen sanften, rauschenden Klang erzeugen, indem Sie die Kehle leicht verengen. Diese Technik fördert die Achtsamkeit und hilft, den Geist zu beruhigen.

- **Bauchatmung**: Konzentrieren Sie sich auf die tiefe Bauchatmung, indem Sie beim Einatmen den Bauch heben und beim Ausatmen den Bauch senken. Dies hilft, die Verbindung zum Körper herzustellen und die Entspannung zu fördern.

3. Andere Formen achtsamer Bewegung

Neben Yoga gibt es viele andere Bewegungsformen, die achtsam praktiziert werden können:

- **Tai Chi**: Diese chinesische Kampfkunst umfasst langsame, fließende Bewegungen und betont die Verbindung zwischen Körper und Geist. Tai Chi fördert die Balance, Flexibilität und innere Ruhe.

- **Qigong**: Ähnlich wie Tai Chi kombiniert Qigong langsame Bewegungen mit Atemtechniken und Meditation, um Energie (Qi) im Körper zu kultivieren und das Wohlbefinden zu fördern.

- **Achtsames Gehen**: Diese einfache Praxis beinhaltet das Gehen in einem langsamen, bewussten Tempo, während Sie sich auf Ihre Schritte, den Kontakt Ihrer Füße mit dem Boden und Ihre Atmung konzentrieren.

4. Tipps zur Integration achtsamer Bewegung in den Alltag

- **Regelmäßigkeit**: Versuchen Sie, achtsame Bewegung regelmäßig in Ihren Alltag zu integrieren, sei es täglich, mehrmals pro Woche oder einfach wann immer Sie Zeit haben.

- **Seien Sie geduldig**: Achtsame Bewegung erfordert Übung und Geduld. Lassen Sie sich Zeit, um die Vorteile zu spüren, und seien Sie sanft mit sich selbst.

- **Hören Sie auf Ihren Körper**: Achten Sie auf die Signale Ihres Körpers und passen Sie Ihre Praxis entsprechend an. Es ist wichtig, sich wohlzufühlen und sich nicht zu überanstrengen.

Ernährung als Stresskiller

Die Verbindung zwischen Ernährung und Stress

Die Beziehung zwischen Ernährung und Stress ist komplex und vielschichtig. Die Art und Weise, wie wir uns ernähren, hat nicht nur Auswirkungen auf unsere physische Gesundheit, sondern beeinflusst auch unsere mentale und emotionale Verfassung. In diesem Abschnitt werden wir die verschiedenen Aspekte dieser Verbindung beleuchten und erörtern, wie Ernährung zur Stressbewältigung beitragen kann.

1. Wie Ernährung Stress beeinflusst

1.1 Nährstoffmangel und Stressanfälligkeit

Eine unausgewogene Ernährung, die arm an wichtigen Nährstoffen ist, kann die Stressanfälligkeit erhöhen. Bestimmte Nährstoffe spielen eine entscheidende Rolle bei der Regulierung von Stresshormonen und der

Unterstützung der psychischen Gesundheit:

- **Magnesium**: Ein Mangel an Magnesium kann zu erhöhter Anspannung und Stress führen. Magnesium ist wichtig für die Entspannung der Muskulatur und die Regulierung des Nervensystems. Nahrungsmittel wie grünes Blattgemüse, Nüsse und Samen sind reich an Magnesium.

- **B-Vitamine**: Diese Vitamine sind entscheidend für die Energieproduktion und die Nervenfunktion. Ein Mangel an B-Vitaminen, insbesondere B6, B12 und Folat, kann zu Stimmungsschwankungen und erhöhter Reizbarkeit führen. Vollkornprodukte, Hülsenfrüchte und tierische Produkte sind gute Quellen für B-Vitamine.

- **Omega-3-Fettsäuren**: Diese gesunden Fette sind wichtig für die Gehirnfunktion und die Regulierung von Entzündungen. Studien haben gezeigt, dass Omega-3-Fettsäuren helfen können, Angstzustände und Depressionen zu reduzieren. Fette aus Fisch, Leinsamen und Walnüssen sind reich an Omega-3.

1.2 Blutzuckerspiegel und Stressreaktionen

Die Ernährung hat auch einen direkten Einfluss auf den Blutzuckerspiegel, der wiederum unsere Stressreaktionen beeinflussen kann. Ein instabiler Blutzuckerspiegel kann zu Stimmungsschwankungen, Reizbarkeit und erhöhter Stressanfälligkeit führen:

- **Vermeidung von Zucker und raffinierten Kohlenhydraten**: Lebensmittel mit hohem Zuckergehalt und raffinierten Kohlenhydraten können zu schnellen Blutzuckerspitzen und -abfällen führen, was zu einem Gefühl von Müdigkeit und Reizbarkeit führt. Stattdessen sollten komplexe Kohlenhydrate wie Vollkornprodukte, Obst und Gemüse bevorzugt werden, da sie den Blutzucker stabiler halten.

- **Regelmäßige Mahlzeiten**: Das Auslassen von Mahlzeiten kann zu einem Abfall des Blutzuckerspiegels führen und Stressreaktionen auslösen. Regelmäßige, ausgewogene

Mahlzeiten helfen, den Blutzuckerspiegel stabil zu halten und die Energie zu fördern.

2. Stress und Essverhalten

2.1 Emotionale Ernährung

Stress kann das Essverhalten beeinflussen und zu emotionalem Essen führen. Viele Menschen neigen dazu, bei Stress zu ungesunden Lebensmitteln zu greifen, was zu einem Teufelskreis führen kann:

- **Komfortnahrung**: Lebensmittel, die reich an Zucker und Fett sind, werden oft als "Komfortnahrung" bezeichnet und können kurzfristig ein Gefühl von Wohlbefinden vermitteln. Langfristig können sie jedoch die Gesundheit beeinträchtigen und den Stress erhöhen.

- **Überessen oder Unteressen**: Stress kann sowohl zu übermäßigem Essen als auch zu Appetitlosigkeit führen. Überessen kann zu

Gewichtszunahme und weiteren gesundheitlichen Problemen führen, während Unteressen die Energie und Konzentration beeinträchtigen kann.

2.2 Der Einfluss von Stress auf die Verdauung

Stress hat auch Auswirkungen auf das Verdauungssystem. Stress kann zu Magenbeschwerden, Reizdarmsyndrom und anderen Verdauungsproblemen führen, was wiederum die Nahrungsaufnahme und die Nährstoffaufnahme beeinträchtigen kann. Achtsame Ernährung und Stressbewältigungstechniken können helfen, diese Auswirkungen zu mildern.

3. Strategien für eine stressreduzierende Ernährung

Um die Ernährung zur Stressbewältigung zu nutzen, können folgende Strategien hilfreich sein:

- **Ausgewogene Ernährung**: Achten Sie auf eine ausgewogene Ernährung, die reich an Vollwertkost, Obst, Gemüse, Vollkornprodukten und gesunden Fetten ist. Dies versorgt den Körper mit den notwendigen Nährstoffen zur

Unterstützung der psychischen Gesundheit.

- **Regelmäßige Mahlzeiten**: Planen Sie regelmäßige Mahlzeiten und Snacks ein, um den Blutzuckerspiegel stabil zu halten und Heißhungerattacken zu vermeiden.

- **Achtsames Essen**: Praktizieren Sie achtsames Essen, um ein besseres Bewusstsein für Ihre Nahrungsaufnahme zu entwickeln. Achten Sie auf Ihre Hunger- und Sättigungssignale und genießen Sie jede Mahlzeit bewusst.

- **Hydration**: Ausreichende Flüssigkeitszufuhr ist wichtig für die körperliche und geistige Gesundheit. Trinken Sie genügend Wasser und vermeiden Sie übermäßigen Konsum von koffeinhaltigen Getränken oder Alkohol, da diese den Stress erhöhen können.

- **Kochgewohnheiten**: Nehmen Sie sich Zeit, um gesunde Mahlzeiten zuzubereiten. Kochen kann eine entspannende Aktivität sein und Ihnen helfen, eine positive Beziehung zu Lebensmitteln zu entwickeln.

Rezepte und einfache Meal-Prep Ideen für stressfreies Kochen

Einfache Rezepte für stressfreies Kochen

1.1. Quinoa-Gemüse-Bowl

Zutaten:

- 1 Tasse Quinoa
- 2 Tassen Gemüsebrühe oder Wasser
- 1 Tasse gemischtes Gemüse (z. B. Brokkoli, Paprika, Karotten)
- 1 Dose Kichererbsen (abgetropft und abgespült)
- 2 EL Olivenöl
- Salz und Pfeffer
- Zitronensaft oder Balsamico-Essig (nach Geschmack)
- Frische Kräuter (z. B. Petersilie oder Koriander)

Anleitung:

1. Quinoa in einem Sieb abspülen und in einem Topf mit Gemüsebrühe oder Wasser zum

Kochen bringen. Hitze reduzieren und 15 Minuten köcheln lassen, bis die Flüssigkeit absorbiert ist.

2. Während die Quinoa kocht, das Gemüse in einer Pfanne mit Olivenöl anbraten, bis es weich ist (ca. 5-7 Minuten).

3. Kichererbsen hinzufügen und kurz mitbraten.

4. Quinoa in einer Schüssel anrichten, das Gemüse und die Kichererbsen darauf geben. Mit Salz, Pfeffer, Zitronensaft und frischen Kräutern abschmecken.

1.2. Einfache Linsensuppe

Zutaten:

- 1 Tasse grüne oder braune Linsen (abgespült)
- 1 Zwiebel (gehackt)
- 2 Karotten (gewürfelt)
- 2 Selleriestangen (gewürfelt)
- 3 Knoblauchzehen (gehackt)
- 4 Tassen Gemüsebrühe
- 1 Dose Tomaten (gewürfelt)

- 2 TL Kreuzkümmel
- Salz und Pfeffer
- 2 EL Olivenöl

Anleitung:

1. Olivenöl in einem großen Topf erhitzen. Zwiebel, Karotten und Sellerie hinzufügen und 5-7 Minuten anbraten, bis sie weich sind.

2. Knoblauch und Kreuzkümmel hinzufügen und 1-2 Minuten weiterbraten.

3. Linsen, Gemüsebrühe und Tomaten hinzufügen. Zum Kochen bringen und dann 30-40 Minuten köcheln lassen, bis die Linsen weich sind.

4. Mit Salz und Pfeffer abschmecken und warm servieren.

1.3. Ofengemüse mit Hähnchen

Zutaten:

- 500 g Hähnchenbrustfilet
- 2 Zucchini (in Scheiben geschnitten)
- 1 Paprika (in Stücke geschnitten)
- 2 Karotten (in Scheiben geschnitten)

- 2 EL Olivenöl
- 1 TL Paprikapulver
- Salz und Pfeffer
- Frische Kräuter (z. B. Thymian oder Rosmarin)

Anleitung:

1. Den Ofen auf 200 °C vorheizen.
2. Das Hähnchen und das Gemüse in eine große Schüssel geben. Olivenöl, Paprikapulver, Salz und Pfeffer hinzufügen und gut vermischen.
3. Alles auf einem Backblech verteilen und 25-30 Minuten im Ofen garen, bis das Hähnchen durchgegart ist.
4. Mit frischen Kräutern garnieren und servieren.

2. Meal-Prep-Ideen für stressfreies Kochen

2.1. Vorbereitete Zutaten

- **Gemüse schneiden**: Schneiden Sie Gemüse wie Karotten, Paprika, Brokkoli und Zucchini im Voraus und lagern Sie es in luftdichten Behältern im Kühlschrank. So haben Sie immer gesunde Zutaten griffbereit.

- **Quinoa oder Reis vorkochen**: Kochen Sie eine große Menge Quinoa oder Reis und portionieren Sie es in Behälter. Es hält sich im Kühlschrank mehrere Tage und kann als Beilage oder Basis für verschiedene Gerichte verwendet werden.

- **Kichererbsen und Linsen einweichen**: Bereiten Sie Kichererbsen oder Linsen im Voraus vor, indem Sie sie einweichen und kochen. Sie können sie in Salaten, Suppen oder Bowls verwenden.

2.2. Einfache Snacks

- **Gemüsesticks mit Hummus**: Schneiden Sie Gemüse (z. B. Karotten, Gurken, Paprika) in Sticks und servieren Sie sie mit Hummus als gesunden Snack.

- **Joghurt mit Obst**: Bereiten Sie Portionen von griechischem Joghurt mit frischem Obst und Nüssen vor. Das ist ein perfekter Snack oder ein schnelles Frühstück.

- **Nussmischungen**: Mischen Sie verschiedene Nüsse und Trockenfrüchte in einem Behälter, um einen gesunden Snack für unterwegs zu haben.

2.3. Fertige Mahlzeiten

- **Einfache Bowls**: Bereiten Sie mehrere Bowls mit einer Basis aus Quinoa oder Reis, einer Proteinquelle (z. B. Hähnchen, Tofu oder Kichererbsen) und verschiedenen Gemüsesorten vor. Diese können im Kühlschrank aufbewahrt und bei Bedarf erwärmt werden.

- **Suppen und Eintöpfe**: Kochen Sie große Mengen von Suppen oder Eintöpfen und portionieren Sie sie in Behälter. Diese lassen sich gut einfrieren und können bei Bedarf aufgetaut und erhitzt werden.

Bewegung ohne Druck sondern mit Lust und Laune

Bewegung muss nicht immer mit intensiven Workouts oder strengen Trainingsplänen verbunden sein. Bewegung ohne Druck bedeutet, körperliche Aktivität auf eine entspannte und genussvolle Weise zu praktizieren, die Freude und Wohlbefinden fördert. In diesem Abschnitt werden wir verschiedene Ansätze und Aktivitäten erkunden, die es Ihnen ermöglichen, sich zu bewegen, ohne sich unter Druck zu setzen.

1. Die Philosophie der Bewegung ohne Druck

Bewegung ohne Druck basiert auf der Idee, dass körperliche Aktivität eine Quelle der Freude und des Wohlbefindens sein sollte, nicht eine lästige Pflicht. Hier sind einige grundlegende Prinzipien:

- **Selbstakzeptanz**: Akzeptieren Sie Ihren Körper und seine Grenzen. Jeder Körper ist anders, und es ist wichtig, sich selbst zu schätzen und zu respektieren, unabhängig von Fitnesslevel oder Aussehen.

- **Freude an der Bewegung**: Finden Sie Aktivitäten, die Ihnen Spaß machen. Ob Tanzen, Spazierengehen, Radfahren oder einfach nur im Garten arbeiten – der Fokus sollte darauf liegen, Freude an der Bewegung zu haben.

- **Achtsamkeit**: Seien Sie im Moment präsent, während Sie sich bewegen. Achten Sie auf die Empfindungen in Ihrem Körper, die Umgebung und Ihre Atmung. Dies fördert ein besseres Körperbewusstsein und eine tiefere Verbindung zu Ihrer Bewegung.

2. Aktivitäten für Bewegung ohne Druck

Hier sind einige entspannte Bewegungsformen, die Sie in Ihren Alltag integrieren können:

2.1. Spazierengehen

- **Naturspaziergänge**: Gehen Sie in der Natur spazieren, um frische Luft und eine schöne Umgebung zu genießen. Achten Sie auf die

Geräusche der Natur, die Farben der Pflanzen und die Bewegungen der Tiere.

- **Stadtbummel**: Erkunden Sie Ihre Stadt zu Fuß. Besuchen Sie lokale Märkte, Cafés oder Parks und nehmen Sie sich Zeit, um die Atmosphäre zu genießen.

2.2. Tanzen

- **Freies Tanzen**: Stellen Sie Ihre Lieblingsmusik an und tanzen Sie einfach, ohne sich um Technik oder Schritte zu kümmern. Lassen Sie Ihren Körper sich frei bewegen und genießen Sie den Ausdruck.

- **Tanzkurse**: Besuchen Sie einen Tanzkurs, bei dem der Fokus auf Freude und Spaß liegt, anstatt auf Perfektion. Zumba, Salsa oder Gesellschaftstanz können großartige Möglichkeiten sein.

2.3. Yoga und Stretching

- **Sanftes Yoga**: Praktizieren Sie sanfte Yoga-Stile wie Hatha oder Yin Yoga, die den Fokus auf

Entspannung und Dehnung legen. Diese Praktiken helfen, den Körper zu bewegen und gleichzeitig den Geist zu beruhigen.

- **Stretching**: Nehmen Sie sich Zeit für einfache Dehnübungen, die Verspannungen lösen und die Flexibilität fördern. Sie können dies jederzeit und überall tun, ohne spezielle Ausrüstung.

2.4. Gartenarbeit

- **Aktive Gartenarbeit**: Arbeiten im Garten ist eine wunderbare Möglichkeit, sich zu bewegen, während Sie frische Luft und Sonnenlicht genießen. Graben, Pflanzen und Unkraut jäten sind allesamt körperliche Aktivitäten, die auch Freude bringen.

2.5. Spielen

- **Spiele im Freien**: Spielen Sie mit Freunden oder Familie Outdoor-Spiele wie Frisbee, Volleyball oder Badminton. Diese Aktivitäten sind nicht nur unterhaltsam, sondern fördern auch die Bewegung.

- **Aktive Hobbys**: Finden Sie Hobbys, die Bewegung beinhalten, wie Wandern, Radfahren oder Schwimmen. Diese Aktivitäten können leicht in den Alltag integriert werden und machen Spaß.

3. Tipps für Bewegung ohne Druck

- **Setzen Sie sich keine Ziele**: Anstatt sich auf Fortschritte oder Ergebnisse zu konzentrieren, genießen Sie einfach die Aktivität selbst. Machen Sie Bewegung zu einem Teil Ihres Lebens, ohne sich unter Druck zu setzen.

- **Variieren Sie Ihre Aktivitäten**: Probieren Sie verschiedene Bewegungsformen aus, um herauszufinden, was Ihnen am meisten Freude bereitet. Wechseln Sie zwischen Tanzen, Spazierengehen, Yoga und anderen Aktivitäten.

- **Nehmen Sie sich Zeit**: Planen Sie regelmäßige Pausen für Bewegung in Ihrem Alltag ein, aber setzen Sie sich keine festen Zeiten oder Dauer. Hören Sie auf Ihren Körper und bewegen Sie sich, wenn es sich gut anfühlt.

- **Seien Sie geduldig mit sich selbst**: Jeder hat Tage, an denen die Motivation fehlt. Seien Sie geduldig und akzeptieren Sie, dass es in Ordnung ist, auch mal eine Pause einzulegen.

Schlaf – Die beste Medizin

Schlaf ist eine der grundlegendsten Bedürfnisse des Menschen und spielt eine entscheidende Rolle für unsere körperliche, geistige und emotionale Gesundheit. Oft wird Schlaf vernachlässigt oder als unwichtig erachtet, während wir uns auf andere Lebensbereiche konzentrieren. In diesem Abschnitt werden wir die Bedeutung des Schlafs, die Auswirkungen von Schlafmangel und Tipps für eine bessere Schlafqualität untersuchen.

1. Die Bedeutung des Schlafs

Schlaf ist nicht nur eine Zeit der Ruhe, sondern eine aktive Phase, in der der Körper und das Gehirn wichtige Regenerations- und Reparaturprozesse durchlaufen. Hier sind einige der wesentlichen Funktionen des Schlafs:

- **Körperliche Erholung**: Während des Schlafs regeneriert sich der Körper. Zellen werden repariert, das Immunsystem wird gestärkt, und

Hormone werden reguliert. Ausreichender Schlaf ist entscheidend für die körperliche Gesundheit und Leistungsfähigkeit.

• **Geistige Gesundheit**: Schlaf spielt eine wichtige Rolle für die kognitive Funktion, das Gedächtnis und die emotionale Stabilität. Während des Schlafs verarbeitet das Gehirn Informationen, festigt Erinnerungen und hilft, emotionale Erlebnisse zu verarbeiten.

• **Stimmungsregulation**: Ein guter Schlaf trägt zur Stabilität der Stimmung bei. Schlafmangel kann zu Reizbarkeit, Angstzuständen und Depressionen führen. Ausreichend Schlaf hilft, Stress abzubauen und das allgemeine Wohlbefinden zu fördern.

• **Kognitive Leistung**: Schlaf verbessert Konzentration, Kreativität und Problemlösungsfähigkeiten. Menschen, die gut schlafen, sind in der Regel produktiver und leistungsfähiger.

2. Die Auswirkungen von Schlafmangel

Schlafmangel hat weitreichende negative Auswirkungen auf die Gesundheit und das Wohlbefinden. Hier sind einige der häufigsten Folgen:

- **Physische Probleme**: Chronischer Schlafmangel kann zu einer Vielzahl von gesundheitlichen Problemen führen, darunter Übergewicht, Diabetes, Herz-Kreislauf-Erkrankungen und ein geschwächtes Immunsystem.

- **Kognitive Beeinträchtigungen**: Mangel an Schlaf beeinträchtigt die Fähigkeit, klar zu denken, Informationen zu verarbeiten und sich zu konzentrieren. Dies kann zu verminderter Leistungsfähigkeit in Schule oder Beruf führen.

- **Emotionale Instabilität**: Schlafmangel kann die emotionale Stabilität beeinträchtigen und zu Stimmungsschwankungen, Angstzuständen und Depressionen führen.

- **Erhöhte Stressanfälligkeit**: Menschen, die nicht ausreichend schlafen, sind anfälliger für

Stress und haben oft Schwierigkeiten, mit den Herausforderungen des Alltags umzugehen.

3. Tipps für einen besseren Schlaf

Um die Qualität Ihres Schlafs zu verbessern, können Sie folgende Strategien in Ihren Alltag integrieren:

- **Regelmäßige Schlafenszeiten**: Gehen Sie jeden Abend zur gleichen Zeit ins Bett und stehen Sie morgens zur gleichen Zeit auf, um Ihren Schlaf-Wach-Rhythmus zu stabilisieren.

- **Entspannungsrituale**: Entwickeln Sie eine entspannende Abendroutine, die Ihnen hilft, sich auf den Schlaf vorzubereiten. Dies kann das Lesen eines Buches, das Hören von beruhigender Musik oder das Praktizieren von Achtsamkeit und Meditation umfassen.

- **Schlafumgebung optimieren**: Sorgen Sie für eine angenehme Schlafumgebung. Halten Sie das Schlafzimmer dunkel, kühl und ruhig. Investieren Sie in eine bequeme Matratze und Kissen.

- **Bildschirmzeit reduzieren**: Vermeiden Sie elektronische Geräte wie Smartphones, Tablets und Fernseher mindestens eine Stunde vor dem Schlafengehen. Das blaue Licht dieser Geräte kann den Schlafrhythmus stören.

- **Koffein und Alkohol vermeiden**: Reduzieren Sie den Konsum von Koffein und Alkohol, insbesondere am Abend. Beide Substanzen können die Schlafqualität beeinträchtigen.

- **Regelmäßige Bewegung**: Körperliche Aktivität kann helfen, den Schlaf zu verbessern. Versuchen Sie, regelmäßig Sport zu treiben, aber vermeiden Sie intensive Workouts kurz vor dem Schlafengehen.

- **Stressmanagement**: Lernen Sie Techniken zur Stressbewältigung, wie z. B. Achtsamkeit, Meditation oder Atemübungen. Dies kann helfen, den Geist zu beruhigen und den Schlaf zu fördern.

Soziale Beziehungen und ihre heilende Kraft

Soziale Beziehungen spielen eine entscheidende Rolle in unserem Leben und haben einen tiefgreifenden Einfluss auf unsere physische und psychische Gesundheit. Die Qualität und Stabilität unserer sozialen Verbindungen können nicht nur unser Wohlbefinden steigern, sondern auch heilende Effekte auf Körper und Geist haben. In diesem Abschnitt werden wir die Bedeutung sozialer Beziehungen, die Vorteile starker sozialer Netzwerke und Strategien zur Förderung gesunder Beziehungen erkunden.

1. Die Bedeutung sozialer Beziehungen

Soziale Beziehungen umfassen die Verbindungen, die wir zu Familie, Freunden, Kollegen und der Gemeinschaft aufbauen. Diese Beziehungen sind entscheidend für unser emotionales Wohlbefinden und bieten:

- **Unterstützung**: Soziale Unterstützung kann in schwierigen Zeiten einen großen Unterschied machen. Freunde und Familie bieten emotionale, praktische und manchmal sogar finanzielle Unterstützung, die helfen kann, Stress abzubauen und Herausforderungen zu bewältigen.

- **Identität und Zugehörigkeit**: Soziale Beziehungen tragen zu unserem Selbstwertgefühl und unserer Identität bei. Sie geben uns ein Gefühl der Zugehörigkeit und helfen uns, uns als Teil von etwas Größerem zu fühlen.

- **Austausch von Erfahrungen**: Durch Interaktionen mit anderen können wir unsere Erfahrungen teilen, von den Erfahrungen anderer lernen und neue Perspektiven gewinnen.

2. Die heilende Kraft sozialer Beziehungen

Die heilende Kraft sozialer Beziehungen zeigt sich in

verschiedenen Aspekten:

2.1. Physische Gesundheit

- **Stressreduktion**: Starke soziale Netzwerke können helfen, Stress abzubauen. Das Gefühl, von anderen unterstützt zu werden, kann den Körper entspannen und die Produktion von Stresshormonen wie Cortisol reduzieren.

- **Längere Lebensdauer**: Studien haben gezeigt, dass Menschen mit engen sozialen Beziehungen tendenziell länger leben. Soziale Isolation hingegen ist mit einem höheren Risiko für frühzeitigen Tod verbunden.

- **Bessere Immunfunktion**: Soziale Unterstützung kann das Immunsystem stärken. Menschen mit starken sozialen Verbindungen haben oft eine bessere Immunantwort auf Krankheiten und Infektionen.

2.2. Psychische Gesundheit

- **Emotionale Unterstützung**: Soziale Beziehungen bieten emotionale Unterstützung, die bei der Bewältigung von Angst, Depression und Stress hilfreich sein kann. Das Gefühl, gehört und verstanden zu werden, kann das emotionale Wohlbefinden erheblich steigern.

- **Förderung von Resilienz**: Menschen mit starken sozialen Netzwerken sind oft resilienter. Sie können besser mit Rückschlägen umgehen und sich schneller von emotionalen Belastungen erholen.

- **Reduzierung von Einsamkeit**: Soziale Beziehungen helfen, Einsamkeit zu verringern, die negative Auswirkungen auf die psychische Gesundheit haben kann. Regelmäßige soziale Interaktionen fördern das Gefühl der Verbundenheit und des Wohlbefindens.

3. Strategien zur Förderung gesunder sozialer Beziehungen

Um die heilende Kraft sozialer Beziehungen zu nutzen, können Sie folgende Strategien in Ihren Alltag integrieren:

- **Aktives Zuhören**: Seien Sie präsent und hören Sie aktiv zu, wenn andere sprechen. Zeigen Sie Interesse an ihren Gedanken und Gefühlen, um tiefere Verbindungen aufzubauen.

- **Qualität über Quantität**: Konzentrieren Sie sich auf die Qualität Ihrer Beziehungen. Es ist wichtiger, einige enge, unterstützende Beziehungen zu haben, als viele oberflächliche Bekanntschaften.

- **Gemeinsame Aktivitäten**: Unternehmen Sie regelmäßig Aktivitäten mit Freunden oder Familie, sei es beim Sport, beim Kochen oder beim Ausgehen. Gemeinsame Erlebnisse stärken die Bindung.

- **Offene Kommunikation**: Kommunizieren Sie offen über Ihre Gefühle und Bedürfnisse. Ehrliche Gespräche fördern das Vertrauen und die Intimität in Beziehungen.

- **Finden Sie Gleichgesinnte**: Suchen Sie nach Gruppen oder Gemeinschaften, die Ihre Interessen teilen, sei es durch Hobbys, Sport oder ehrenamtliche Tätigkeiten. Dies kann helfen, neue Freundschaften zu schließen.

- **Seien Sie hilfsbereit**: Bieten Sie Unterstützung und Hilfe an, wenn Sie können. Das Geben von Unterstützung stärkt nicht nur die Beziehungen, sondern fördert auch ein Gefühl der Erfüllung.

Stressbewältigung durch Zeitmanagement

Die Kunst, Prioritäten zu setzen und "Nein" zu sagen

In einer Welt, die ständig von Anforderungen, Verpflichtungen und Erwartungen geprägt ist, kann es eine Herausforderung sein, die eigenen Prioritäten zu erkennen und zu wahren. Die Fähigkeit, "Nein" zu sagen, ist eine wichtige Kunst, die es uns ermöglicht, unsere Zeit und Energie auf das zu konzentrieren, was wirklich wichtig ist. In diesem Abschnitt werden wir die Bedeutung des Setzens von Prioritäten und die Kunst des "Nein"-Sagens erkunden, um ein ausgewogenes und erfülltes Leben zu führen.

1. Die Bedeutung des Setzens von Prioritäten

Prioritäten zu setzen bedeutet, klar zu definieren, was in Ihrem Leben am wichtigsten ist. Dies hilft Ihnen, die richtigen Entscheidungen zu treffen und sich auf die Dinge zu konzentrieren, die Ihren Werten und Zielen entsprechen. Hier sind einige Vorteile des Setzens von Prioritäten:

- **Klarheit und Fokus**: Wenn Sie Ihre Prioritäten kennen, wird es einfacher, Entscheidungen zu treffen und sich auf die Aufgaben zu konzentrieren, die für Ihr Wohlbefinden und Ihre Ziele entscheidend sind.

- **Stressreduktion**: Das Setzen von Prioritäten hilft, Überwältigung zu vermeiden. Wenn Sie wissen, was wichtig ist, können Sie unwichtige Aufgaben und Ablenkungen leichter ablegen.

- **Effektivität**: Durch das Fokussieren auf die wichtigsten Aufgaben können Sie Ihre Zeit und Energie effektiver nutzen, was zu einer höheren Produktivität und Zufriedenheit führt.

2. Strategien zum Setzen von Prioritäten

Um Ihre Prioritäten klar zu definieren, können Sie folgende Strategien anwenden:

- **Selbstreflexion**: Nehmen Sie sich Zeit, um über Ihre Werte, Ziele und Wünsche nachzudenken. Was ist Ihnen im Leben wichtig? Welche Ziele möchten Sie erreichen? Schreiben Sie Ihre Gedanken auf, um Klarheit zu gewinnen.

- **Eisenhower-Matrix**: Verwenden Sie die Eisenhower-Matrix, um Aufgaben nach Dringlichkeit und Wichtigkeit zu kategorisieren. Teilen Sie Ihre Aufgaben in vier Quadranten ein:

1. Wichtig und dringend (sofort erledigen)
2. Wichtig, aber nicht dringend (geplante Erledigung)
3. Dringend, aber nicht wichtig (delegieren oder minimieren)
4. Weder dringend noch wichtig (ignorieren oder eliminieren)

- **To-Do-Listen**: Erstellen Sie eine Liste Ihrer

Aufgaben und priorisieren Sie diese. Beginnen Sie mit den wichtigsten Aufgaben und arbeiten Sie sich nach unten. Dies hilft, den Überblick zu behalten und sich auf das Wesentliche zu konzentrieren.

- **Zeitmanagement**: Planen Sie regelmäßige Zeitfenster für wichtige Aufgaben ein. Schützen Sie diese Zeiten, um Ablenkungen zu minimieren und sich auf Ihre Prioritäten zu konzentrieren.

3. Die Kunst des "Nein"-Sagens

Das "Nein"-Sagen ist eine entscheidende Fähigkeit, um Ihre Prioritäten zu schützen und Ihre Grenzen zu wahren. Es ist oft schwierig, "Nein" zu sagen, da viele von uns das Bedürfnis haben, anderen zu gefallen oder Konflikte zu vermeiden. Dennoch ist es wichtig, sich daran zu erinnern, dass das Setzen von Grenzen für Ihr Wohlbefinden unerlässlich ist.

3.1. Warum "Nein" sagen wichtig ist

- **Selbstschutz**: Indem Sie "Nein" sagen, schützen

Sie Ihre Zeit und Energie vor Überlastung. Es ermöglicht Ihnen, sich auf Ihre Prioritäten zu konzentrieren und Ihre Ressourcen zu schonen.

- **Respekt für sich selbst**: Das Setzen von Grenzen zeigt, dass Sie Ihre eigenen Bedürfnisse und Wünsche respektieren. Es ist ein Zeichen von Selbstwert und Selbstliebe.

- **Vermeidung von Übercommitment**: Wenn Sie ständig "Ja" sagen, riskieren Sie, sich zu überfordern und die Qualität Ihrer Arbeit und Beziehungen zu beeinträchtigen. "Nein" zu sagen hilft, Übercommitment zu vermeiden.

3.2. Tipps für ein erfolgreiches "Nein"-Sagen

- **Seien Sie klar und direkt**: Wenn Sie "Nein" sagen, seien Sie klar und direkt in Ihrer Antwort. Vermeiden Sie es, sich zu rechtfertigen oder zu erklären, da dies oft zu weiteren Diskussionen führen kann.

- **Verwenden Sie "Ich"-Aussagen**: Formulieren Sie Ihre Antwort in der ersten Person, um Ihre

Entscheidung zu verdeutlichen. Zum Beispiel: „Ich kann nicht teilnehmen" oder „Ich habe andere Verpflichtungen".

- **Bieten Sie Alternativen an**: Wenn möglich, bieten Sie Alternativen an oder schlagen Sie vor, dass jemand anderes die Aufgabe übernimmt. Dies zeigt, dass Sie dennoch bereit sind zu helfen, ohne Ihre eigenen Grenzen zu überschreiten.

- **Üben Sie im Voraus**: Wenn Sie Schwierigkeiten haben, "Nein" zu sagen, üben Sie im Voraus. Rollenspiele mit Freunden oder das Üben von Formulierungen kann helfen, sich sicherer zu fühlen.

- **Akzeptieren Sie Ihr Recht auf "Nein"**: Erinnern Sie sich daran, dass es in Ordnung ist, "Nein" zu sagen. Jeder hat das Recht, seine Zeit und Energie zu schützen.

Beispiele von Menschen, die ihre Zeit besser organisiert haben und dadurch weniger gestresst wurden

1, Tim Ferriss

Hintergrund: Tim Ferriss ist ein Unternehmer, Autor und Redner, der für seine Ansichten über Produktivität und Zeitmanagement bekannt ist. In seinem Buch „Die 4-Stunden-Woche" beschreibt er, wie er sein Leben neu organisiert hat, um mehr Freizeit zu gewinnen.

Strategien:

- **Outsourcing**: Ferriss empfiehlt, Aufgaben zu delegieren oder auszulagern, um Zeit für wichtigere Dinge zu gewinnen. Er nutzt virtuelle Assistenten, um Routineaufgaben zu erledigen.

- **80/20-Regel**: Er wendet die Pareto-Prinzipien an, bei denen 80 % der Ergebnisse aus 20 % der Anstrengungen stammen. Ferriss konzentriert sich auf die wichtigsten Aktivitäten, die den größten Einfluss haben.

Ergebnis: Durch diese Strategien konnte Ferriss seinen Arbeitsaufwand erheblich reduzieren und mehr Zeit für persönliche Interessen, Reisen und Lebensqualität gewinnen.

2. Marie Kondo

Hintergrund: Marie Kondo ist eine japanische Aufräumexpertin und Autorin, die durch ihre Methode „KonMari" bekannt wurde. Sie hilft Menschen, ihre Besitztümer zu organisieren und ihren Lebensraum zu entrümpeln.

Strategien:

- **Entrümpeln**: Kondo empfiehlt, nur die Dinge zu behalten, die Freude bereiten. Dies reduziert den physischen und psychischen Ballast.
- **Organisationssysteme**: Sie schlägt spezifische Organisationsmethoden vor, um Platz zu schaffen und die Umgebung zu vereinfachen.

Ergebnis: Durch die Anwendung ihrer Methoden berichten viele Menschen von weniger Stress und einer klareren, beruhigenden Wohnumgebung, die ihre Produktivität und Lebensqualität verbessert.

3. Cal Newport

Hintergrund: Cal Newport ist ein Professor und Autor, der für seine Ideen über fokussiertes Arbeiten und Zeitmanagement bekannt ist. In seinem Buch „Deep Work" beschreibt er, wie man produktiver arbeiten kann, indem man Ablenkungen minimiert.

Strategien:

- **Fokussierte Arbeitszeiten**: Newport empfiehlt, feste Zeiten für konzentriertes Arbeiten einzuplanen, in denen man ungestört und ohne Ablenkungen arbeiten kann.

- **Digitale Entgiftung**: Er rät dazu, den Konsum von sozialen Medien und ständigen Benachrichtigungen zu reduzieren, um die geistige Klarheit zu fördern.

Ergebnis: Viele Leser berichten, dass sie durch diese Praktiken produktiver sind und weniger Stress empfinden, da sie sich auf die wichtigsten Aufgaben konzentrieren können.

4. Oprah Winfrey

Hintergrund: Oprah Winfrey ist eine erfolgreiche Medienunternehmerin, die für ihre Talkshow und ihre philanthropischen Bemühungen bekannt ist. Sie hat ein geschäftiges Leben, aber auch Wege gefunden, Stress zu minimieren.

Strategien:

- **Morgenrituale**: Oprah hat ein tägliches Morgenritual, das Meditation, Journaling und Bewegung umfasst, um den Tag positiv zu beginnen.
- **Prioritäten setzen**: Sie betont die Bedeutung, sich auf Aktivitäten zu konzentrieren, die ihrem Lebenszweck entsprechen, und lernt, „Nein" zu sagen, um Zeit für das Wesentliche zu schaffen.

Ergebnis: Durch diese Praktiken konnte Oprah ein ausgewogenes Leben führen, das sowohl beruflichen Erfolg als auch persönliche Zufriedenheit umfasst.

5. Angela Ahrendts

Hintergrund: Angela Ahrendts ist eine erfolgreiche Geschäftsfrau, die für ihre Rolle bei Burberry und Apple bekannt ist. Sie hat ein starkes Augenmerk auf Zeitmanagement und Teamführung.

Strategien:

- **Wöchentliche Planung**: Ahrendts plant ihre Woche im Voraus und stellt sicher, dass sie Zeit für strategische Überlegungen, Teaminteraktionen und persönliche Reflexion einplant.

- **Priorisierung von Beziehungen**: Sie legt großen Wert auf persönliche Beziehungen und verbringt Zeit mit ihrem Team, um ein unterstützendes Arbeitsumfeld zu schaffen.

Ergebnis: Durch ihre strukturierte Herangehensweise an Zeitmanagement und den Fokus auf zwischenmenschliche Beziehungen konnte Ahrendts eine produktive und harmonische Arbeitsumgebung schaffen.

Praktische Tipps für ein stressfreies Zeitmanagement: To-Do-Listen, Zeitblöcke

Ein effektives Zeitmanagement ist entscheidend, um Stress zu reduzieren und die Produktivität zu steigern. Durch die Organisation Ihrer Aufgaben und die Priorisierung Ihrer Zeit können Sie ein ausgewogeneres Leben führen. Hier sind einige praktische Tipps, die Ihnen helfen, stressfreies Zeitmanagement umzusetzen, einschließlich der Nutzung von To-Do-Listen und Zeitblöcken.

1. To-Do-Listen

To-Do-Listen sind eine bewährte Methode, um Aufgaben zu organisieren und den Überblick zu behalten. Hier sind einige Tipps zur effektiven Nutzung von To-Do-Listen:

- **Tägliche oder wöchentliche Listen**: Erstellen Sie jeden Morgen oder am Ende der Woche eine Liste mit Aufgaben, die Sie erledigen möchten. Dies gibt Ihnen einen klaren Überblick über Ihre

Verpflichtungen.

- **Priorisierung**: Markieren Sie die wichtigsten Aufgaben auf Ihrer Liste. Sie können die Eisenhower-Matrix verwenden, um Aufgaben nach Dringlichkeit und Wichtigkeit zu kategorisieren. Arbeiten Sie zuerst an den wichtigsten und dringendsten Aufgaben.

- **Realistische Ziele setzen**: Achten Sie darauf, dass Ihre Liste realistisch ist. Überladen Sie sich nicht mit zu vielen Aufgaben für einen Tag. Setzen Sie sich erreichbare Ziele, um Frustration zu vermeiden.

- **Aufgaben aufteilen**: Brechen Sie große Aufgaben in kleinere, handhabbare Schritte auf. Dies macht die Aufgaben weniger überwältigend und erleichtert den Fortschritt.

- **Verwenden Sie digitale Tools**: Nutzen Sie Apps wie Todoist, Trello oder Microsoft To Do, um Ihre Listen zu erstellen und zu verwalten. Diese Tools bieten zusätzliche Funktionen wie Erinnerungen und Kategorisierungen.

2. Zeitblöcke

Zeitblöcke sind eine effektive Technik, um Ihre Zeit bewusst zu planen und Ablenkungen zu minimieren. Hier sind einige Schritte, um Zeitblöcke erfolgreich zu implementieren:

- **Planen Sie Ihren Tag**: Nehmen Sie sich am Anfang der Woche oder am Vorabend Zeit, um Ihre kommenden Tage zu planen. Teilen Sie Ihre Zeit in Blöcke von 30 bis 90 Minuten ein, in denen Sie an bestimmten Aufgaben arbeiten.

- **Fokussierte Arbeitszeiten**: Reservieren Sie Zeitblöcke für konzentriertes Arbeiten, in denen Sie Ablenkungen vermeiden. Schalten Sie Benachrichtigungen aus und wählen Sie einen ruhigen Ort, an dem Sie ungestört sind.

- **Pausen einplanen**: Vergessen Sie nicht, Pausen zwischen den Zeitblöcken einzuplanen. Kurze Pausen helfen, den Geist zu entspannen und die Produktivität zu steigern. Zum Beispiel können Sie nach 25-30 Minuten konzentrierter Arbeit eine 5-minütige Pause einlegen (Pomodoro-

Technik).

- **Flexibilität bewahren**: Seien Sie bereit, Ihre Zeitblöcke bei Bedarf anzupassen. Manchmal erfordern unvorhergesehene Ereignisse eine Änderung der Planung. Flexibilität ist wichtig, um Stress zu vermeiden.

- **Reflexion**: Am Ende des Tages oder der Woche sollten Sie sich Zeit nehmen, um zu reflektieren, was gut gelaufen ist und wo Verbesserungen erforderlich sind. Dies hilft Ihnen, Ihre Zeitmanagementfähigkeiten kontinuierlich zu verbessern.

3. Zusätzliche Tipps für stressfreies Zeitmanagement

- **Setzen Sie Grenzen**: Lernen Sie, "Nein" zu sagen, wenn zusätzliche Verpflichtungen Ihre Kapazitäten übersteigen. Schützen Sie Ihre Zeit, um sich auf Ihre Prioritäten zu konzentrieren.

- **Delegieren Sie Aufgaben**: Wenn möglich, delegieren Sie Aufgaben an andere, um Ihre

Last zu verringern. Dies kann im beruflichen Kontext oder im Haushalt geschehen.

- **Vermeiden Sie Multitasking**: Multitasking kann die Produktivität verringern und zu mehr Stress führen. Konzentrieren Sie sich auf eine Aufgabe zur gleichen Zeit, um effizienter zu arbeiten.

- **Achten Sie auf Ihre Gesundheit**: Stellen Sie sicher, dass Sie ausreichend Schlaf, Bewegung und gesunde Ernährung erhalten. Eine gute körperliche Gesundheit trägt dazu bei, Stress zu reduzieren und die Konzentration zu verbessern.

Die Kraft der positiven Gedanken

Die Auswirkungen von Gedanken und Glaubenssätzen auf die Gesundheit

Die Art und Weise, wie wir denken und welche Glaubenssätze wir haben, kann einen tiefgreifenden Einfluss auf unsere körperliche und psychische Gesundheit haben. Positive und negative Gedanken können unsere Emotionen, unser Verhalten und letztlich unser Wohlbefinden beeinflussen. In diesem Abschnitt werden wir die Zusammenhänge zwischen Gedanken, Glaubenssätzen und Gesundheit erkunden und aufzeigen, wie wir durch bewusstes Denken unsere Lebensqualität verbessern können.

1. Die Macht der Gedanken

Unsere Gedanken sind nicht nur flüchtige mentale

Ereignisse; sie haben die Fähigkeit, unsere Realität zu formen. Hier sind einige wichtige Aspekte, die die Auswirkungen von Gedanken auf die Gesundheit verdeutlichen:

- **Kognitive Verzerrungen**: Oft neigen wir dazu, negative Gedanken zu übertreiben oder zu verallgemeinern. Diese kognitiven Verzerrungen können zu Angstzuständen, Depressionen und Stress führen. Beispielsweise kann das ständige Grübeln über Misserfolge das Selbstwertgefühl beeinträchtigen und zu einem Teufelskreis von negativen Gedanken führen.

- **Stress und Angst**: Negative Gedanken können Stressreaktionen im Körper auslösen. Wenn wir uns Sorgen machen oder negative Szenarien durchspielen, reagiert unser Körper, als ob wir tatsächlich in Gefahr wären, was zu erhöhtem Stress und körperlichen Symptomen wie erhöhter Herzfrequenz und Verspannungen führen kann.

- **Psychosomatische Effekte**: Studien zeigen,

dass negative Gedanken und Emotionen körperliche Symptome hervorrufen können. Beispielsweise können Angst und Stress zu Magenbeschwerden, Kopfschmerzen oder chronischen Schmerzen führen.

2. Glaubenssätze und ihre Auswirkungen

Glaubenssätze sind tief verwurzelte Überzeugungen, die wir über uns selbst, andere und die Welt haben. Diese Überzeugungen beeinflussen, wie wir Situationen wahrnehmen und darauf reagieren. Hier sind einige wichtige Punkte zu den Auswirkungen von Glaubenssätzen auf die Gesundheit:

- **Selbstwirksamkeit**: Glaubenssätze über die eigene Fähigkeit, Herausforderungen zu bewältigen, spielen eine entscheidende Rolle für das Wohlbefinden. Menschen, die an ihre Fähigkeit glauben, Probleme zu lösen, sind oft resilienter und besser in der Lage, mit Stress umzugehen.

- **Gesundheitsverhalten**: Überzeugungen über Gesundheit und Krankheit beeinflussen unser

Verhalten. Menschen, die glauben, dass sie die Kontrolle über ihre Gesundheit haben, sind eher bereit, gesunde Entscheidungen zu treffen, wie z. B. regelmäßige Bewegung und gesunde Ernährung.

- **Placebo-Effekt**: Der Placebo-Effekt ist ein bemerkenswerter Beweis für die Macht der Überzeugungen. Wenn Menschen glauben, dass eine Behandlung wirksam ist, können sie oft positive gesundheitliche Ergebnisse erleben, selbst wenn die Behandlung keine aktive medizinische Wirkung hat.

3. Positive Gedanken und Glaubenssätze fördern

Um die positiven Auswirkungen von Gedanken und Glaubenssätzen auf die Gesundheit zu nutzen, können Sie folgende Strategien anwenden:

- **Achtsamkeit und Meditation**: Achtsamkeitstechniken helfen, negative Gedankenmuster zu erkennen und zu akzeptieren, ohne sich von ihnen mitreißen zu lassen. Meditation kann helfen, den Geist zu beruhigen und positive Gedanken zu fördern.

- **Positive Affirmationen**: Verwenden Sie positive Affirmationen, um Ihre Glaubenssätze zu stärken. Wiederholen Sie Sätze wie „Ich bin fähig" oder „Ich bin wertvoll", um Ihr Selbstwertgefühl zu steigern.

- **Kognitive Umstrukturierung**: Lernen Sie, negative Gedanken zu hinterfragen und durch positivere, realistischere Überzeugungen zu ersetzen. Wenn Sie beispielsweise denken: „Ich werde niemals erfolgreich sein", könnten Sie es umformulieren zu: „Ich habe in der Vergangenheit Erfolge erzielt und kann weiterhin wachsen."

- **Umgebung und Unterstützung**: Umgeben Sie sich mit positiven Menschen, die Sie unterstützen und ermutigen. Eine unterstützende Gemeinschaft kann helfen, positive Glaubenssätze zu fördern und negative Gedanken zu reduzieren.

Geschichten von Menschen, die durch eine positive Einstellung ihre Lebensqualität verbessert haben

Hier sind einige inspirierende Geschichten von Menschen, die durch eine positive Einstellung ihre Lebensqualität verbessert haben:

1. Nick Vujicic – Der Mann ohne Gliedmaßen

Hintergrund: Nick Vujicic wurde ohne Arme und Beine geboren. Trotz seiner körperlichen Einschränkungen hat er eine bemerkenswerte Lebensgeschichte entwickelt. Er kämpfte in seiner Jugend mit Depressionen und Selbstzweifeln, aber durch eine positive Einstellung und den Wunsch, anderen zu helfen, fand er seinen Lebenssinn.

Positive Einstellung: Nick entschied sich, seine Lebensgeschichte zu teilen und anderen Mut zu machen. Er begann, als Motivationsredner zu arbeiten, und gründete die Organisation "Life Without Limbs", die sich für Menschen mit Behinderungen einsetzt.

Ergebnis: Nick hat Millionen von Menschen weltweit inspiriert. Seine positive Einstellung hat nicht nur sein eigenes Leben verändert, sondern auch das Leben vieler anderer. Er zeigt, dass man trotz aller Herausforderungen ein erfülltes Leben führen kann.

2. Malala Yousafzai – Die Stimme der Bildung

Hintergrund: Malala Yousafzai wuchs in Pakistan auf und setzte sich für das Recht von Mädchen auf Bildung ein. Ihr Engagement führte zu einem Attentat durch die Taliban im Jahr 2012, bei dem sie schwer verletzt wurde.

Positive Einstellung: Trotz der lebensbedrohlichen Situation und der Herausforderungen, die sie durchlebte, blieb Malala optimistisch und entschlossen. Sie nutzte ihre Stimme, um für Bildung und Frauenrechte zu kämpfen, und wurde zu einem Symbol für den Kampf um Bildung weltweit.

Ergebnis: Malala erhielt 2014 den Friedensnobelpreis und setzt sich weiterhin für Bildung und Gleichheit ein.

Ihre positive Einstellung und ihre Entschlossenheit haben nicht nur ihr eigenes Leben, sondern auch das Leben von Millionen von Mädchen auf der ganzen Welt verändert.

3. Chris Gardner – Vom Obdachlosen zum Millionär

Hintergrund: Chris Gardner erlebte in seiner Kindheit und Jugend viele Herausforderungen, darunter Armut und Obdachlosigkeit. Er kämpfte darum, seine Träume zu verwirklichen, während er gleichzeitig für seinen kleinen Sohn sorgte.

Positive Einstellung: Trotz der Widrigkeiten gab Chris niemals auf. Er verfolgte seine Karriere im Finanzsektor mit einer unerschütterlichen positiven Einstellung. Er nahm an einem Praktikumsprogramm teil, das unbezahlt war, und arbeitete hart, um seine Ziele zu erreichen.

Ergebnis: Chris Gardner wurde schließlich ein erfolgreicher Börsenmakler und Unternehmer. Seine Geschichte wurde in dem Film „Das Streben nach Glück" mit Will Smith verfilmt. Gardner zeigt, dass

Durchhaltevermögen und eine positive Einstellung selbst in den schwierigsten Zeiten zu Erfolg führen können.

4. Elizabeth Smart – Überlebende und Aktivistin

Hintergrund: Elizabeth Smart wurde 2002 im Alter von 14 Jahren entführt und erlebte neun Monate in Gefangenschaft. Nach ihrer Rettung kämpfte sie mit den Traumata ihrer Erfahrungen.

Positive Einstellung: Anstatt sich von ihrer Vergangenheit definieren zu lassen, entschied sich Elizabeth, ihre Stimme zu nutzen, um anderen zu helfen. Sie wurde eine leidenschaftliche Aktivistin für die Rechte von Kindern und Überlebenden von Gewalt.

Ergebnis: Elizabeth hat Bücher geschrieben, Vorträge gehalten und Organisationen gegründet, die sich für den Schutz von Kindern einsetzen. Ihre positive Einstellung hat es ihr ermöglicht, ihre schmerzhaften Erfahrungen in eine Kraft für Veränderungen zu verwandeln.

5. Maya Angelou – Dichterin und Bürgerrechtlerin

Hintergrund: Maya Angelou erlebte in ihrer Kindheit

und Jugend viele Herausforderungen, darunter Rassismus, Missbrauch und Armut. Dennoch fand sie ihren Weg zur Selbstverwirklichung durch Schreiben und Kunst.

Positive Einstellung: Angelou nutzte ihre Erfahrungen, um ihre Stimme durch Poesie und Literatur zu erheben. Sie sprach über ihre Herausforderungen und ermutigte andere, ihre eigenen Stimmen zu finden und sich für Gerechtigkeit einzusetzen.

Ergebnis: Maya Angelou wurde eine der einflussreichsten Stimmen des 20. Jahrhunderts. Ihre Werke, darunter „Ich weiß, warum der gefangene Vogel singt", inspirieren Menschen auf der ganzen Welt und zeigen, wie eine positive Einstellung und Kreativität selbst aus schwierigen Umständen herausführen können.

Techniken zur Umstellung negativer Denkmuster: Affirmationen, Visualisierungen

Negative Denkmuster können unser Wohlbefinden erheblich beeinträchtigen und uns daran hindern, unser volles Potenzial auszuschöpfen. Um diese Muster zu durchbrechen und eine positivere Denkweise zu entwickeln, können Techniken wie Affirmationen und Visualisierungen äußerst hilfreich sein. In diesem Abschnitt werden wir diese beiden Methoden näher erläutern und praktische Tipps geben, wie Sie sie in Ihrem Alltag integrieren können.

1. Affirmationen

Was sind Affirmationen?

Affirmationen sind positive, kraftvolle Aussagen, die dazu dienen, negative Gedankenmuster zu ersetzen und das Selbstbewusstsein zu stärken. Sie helfen, das Unterbewusstsein neu zu programmieren und eine optimistischere Sichtweise zu fördern.

Wie funktionieren Affirmationen?

- **Wiederholung**: Durch regelmäßige Wiederholung verankern Sie positive Aussagen in Ihrem Geist und beeinflussen Ihre Gedanken und Überzeugungen.

- **Emotionale Verbindung**: Wenn Sie Affirmationen mit positiven Emotionen verbinden, verstärken Sie deren Wirkung. Fühlen Sie sich beim Sprechen der Affirmationen gut und glauben Sie an die Aussagen.

Beispiele für Affirmationen:

- „Ich bin fähig und stark."
- „Ich verdiene Glück und Erfolg."
- „Ich akzeptiere mich so, wie ich bin."
- „Jeden Tag werde ich besser und stärker."

Praktische Anwendung:

- **Tägliche Routine**: Integrieren Sie Affirmationen in Ihre Morgenroutine. Sprechen Sie Ihre Affirmationen laut aus oder schreiben Sie sie in ein Journal.

- **Visuelle Erinnerungen**: Platzieren Sie Ihre Affirmationen an sichtbaren Orten, wie am Spiegel oder am Kühlschrank, um sich regelmäßig daran zu erinnern.

2. Visualisierungen

Was sind Visualisierungen?

Visualisierungen sind Techniken, bei denen Sie sich positive Szenarien oder Ziele bildlich vorstellen. Diese Methode hilft, das Unterbewusstsein auf Ihre Wünsche und Ziele auszurichten und fördert ein positives Mindset.

Wie funktionieren Visualisierungen?

- **Mentale Bilder**: Indem Sie sich lebendige, positive Bilder von Ihren Zielen und Wünschen vorstellen, stärken Sie die Überzeugung, dass diese Ziele erreichbar sind.

- **Emotionale Resonanz**: Visualisierungen sind effektiver, wenn Sie dabei positive Emotionen empfinden. Stellen Sie sich vor, wie es sich anfühlt, Ihr Ziel zu erreichen.

Beispiele für Visualisierungen:

- Stellen Sie sich vor, wie Sie eine Präsentation erfolgreich halten und das Publikum begeistert ist.

- Visualisieren Sie, wie Sie ein gesundes, aktives Leben führen, in dem Sie sich energiegeladen und glücklich fühlen.

- Malen Sie sich aus, wie Sie Ihre Traumkarriere erreichen und Erfüllung in Ihrer Arbeit finden.

Praktische Anwendung:

- **Tägliche Praxis:** Nehmen Sie sich jeden Tag 5-10 Minuten Zeit, um sich in einer ruhigen Umgebung zu entspannen und Ihre Visualisierungen durchzuführen.

- **Geführte Meditationen:** Nutzen Sie geführte Meditationen oder Apps, die auf Visualisierungen spezialisiert sind, um Ihre Praxis zu unterstützen.

3. Kombination von Affirmationen und Visualisierungen

Die Kombination von Affirmationen und Visualisierungen kann besonders wirkungsvoll sein. Hier sind einige Tipps, um beide Techniken zu integrieren:

- **Visualisierung mit Affirmationen**: Während Sie sich eine positive Zukunft vorstellen, sprechen Sie gleichzeitig Ihre Affirmationen aus. Dies verstärkt die Wirkung beider Techniken.

- **Erstellen Sie ein Vision Board**: Gestalten Sie ein Vision Board mit Bildern, Wörtern und Affirmationen, die Ihre Ziele und Wünsche repräsentieren. Hängen Sie es an einem Ort auf, an dem Sie es täglich sehen.

Die Bedeutung von Selbstfürsorge für die Gesundheit

Selbstfürsorge ist ein wesentlicher Bestandteil eines gesunden Lebensstils und spielt eine entscheidende Rolle für das körperliche, geistige und emotionale Wohlbefinden. In einer Zeit, in der viele Menschen mit Stress, Überlastung und einem hektischen Lebensstil konfrontiert sind, wird Selbstfürsorge oft vernachlässigt. In diesem Abschnitt werden wir die Bedeutung von Selbstfürsorge, ihre verschiedenen Dimensionen und praktische Tipps zur Integration von Selbstfürsorge in den Alltag beleuchten.

1. Was ist Selbstfürsorge?

Selbstfürsorge umfasst alle Aktivitäten, die eine Person unternimmt, um ihre körperliche, geistige und emotionale Gesundheit zu fördern und zu erhalten. Es geht darum, sich selbst die Aufmerksamkeit und Pflege zu schenken, die man benötigt, um ein erfülltes und gesundes Leben zu führen.

2. Die Vorteile von Selbstfürsorge

2.1. Physische Gesundheit

- **Stressabbau**: Selbstfürsorgepraktiken wie regelmäßige Bewegung, gesunde Ernährung und ausreichend Schlaf tragen dazu bei, Stress abzubauen und das Risiko für stressbedingte Erkrankungen zu verringern.

- **Stärkung des Immunsystems**: Eine gute Selbstfürsorge unterstützt das Immunsystem, was zu einer besseren Abwehr gegen Krankheiten und Infektionen führt.

- **Verbesserte Energie und Vitalität**: Durch die Pflege des Körpers durch gesunde Gewohnheiten fühlen sich Menschen oft energiegeladener und vitaler.

2.2. Psychische Gesundheit

- **Emotionale Stabilität**: Selbstfürsorge fördert das emotionale Wohlbefinden und hilft, negative Gedanken und Gefühle zu bewältigen. Sie kann dazu beitragen, Angstzustände und Depressionen zu reduzieren.

- **Selbstbewusstsein und Selbstakzeptanz**:
  Durch Selbstfürsorge entwickeln Menschen ein
  besseres Verständnis für sich selbst und ihre
  Bedürfnisse, was zu einem gestärkten
  Selbstbewusstsein führt.

- **Resilienz**: Menschen, die regelmäßig
  Selbstfürsorge praktizieren, sind oft
  widerstandsfähiger gegenüber
  Herausforderungen und Stress.

2.3. Soziale Gesundheit

- **Verbesserte Beziehungen**: Wenn man sich um
  sich selbst kümmert, hat man mehr Energie und
  Geduld, um auch für andere da zu sein. Dies
  kann die Qualität zwischenmenschlicher
  Beziehungen verbessern.

- **Grenzen setzen**: Selbstfürsorge beinhaltet auch
  das Setzen von Grenzen, was dazu beiträgt,
  gesunde Beziehungen zu fördern und
  emotionale Erschöpfung zu vermeiden.

3. Dimensionen der Selbstfürsorge

Selbstfürsorge kann in verschiedene Dimensionen unterteilt werden, die alle wichtig sind, um ein ausgewogenes Leben zu führen:

- **Körperliche Selbstfürsorge**: Dazu gehören gesunde Ernährung, regelmäßige Bewegung, ausreichender Schlaf und die Pflege der körperlichen Gesundheit (z. B. Arztbesuche, Vorsorgeuntersuchungen).

- **Emotionale Selbstfürsorge**: Dies beinhaltet das Erkennen und Ausdrücken von Gefühlen, das Praktizieren von Achtsamkeit und das Entwickeln von Bewältigungsstrategien für Stress und emotionale Herausforderungen.

- **Mentale Selbstfürsorge**: Hierzu gehört das Fördern von geistiger Gesundheit durch das Lesen, Lernen neuer Fähigkeiten und das Praktizieren von kreativen Hobbys.

- **Soziale Selbstfürsorge**: Dies umfasst die Pflege von sozialen Beziehungen, das Suchen nach Unterstützung bei Freunden und Familie sowie das Setzen von Grenzen in zwischenmenschlichen Beziehungen.

- **Spirituelle Selbstfürsorge**: Für viele Menschen ist die spirituelle Dimension wichtig, sei es durch Meditation, Gebet, Naturerlebnisse oder das Streben nach einem höheren Sinn im Leben.

4. Praktische Tipps zur Integration von Selbstfürsorge

- **Regelmäßige Auszeiten**: Planen Sie regelmäßige Pausen in Ihren Alltag ein, um sich zu entspannen und zu regenerieren. Dies kann ein kurzer Spaziergang, eine Tasse Tee oder einfach eine ruhige Minute sein.

- **Gesunde Gewohnheiten**: Achten Sie auf eine ausgewogene Ernährung, ausreichend Bewegung und genügend Schlaf. Diese grundlegenden Elemente sind entscheidend für die Selbstfürsorge.

- **Achtsamkeit und Meditation**: Integrieren Sie Achtsamkeit oder Meditation in Ihren Alltag, um den Geist zu beruhigen und Stress abzubauen.

- **Hobbys und Interessen**: Nehmen Sie sich Zeit für Aktivitäten, die Ihnen Freude bereiten, sei es Malen, Musizieren oder Sport. Hobbys sind eine hervorragende Möglichkeit, sich selbst zu verwöhnen.

- **Soziale Kontakte pflegen**: Verbringen Sie Zeit mit Freunden und Familie, und suchen Sie Unterstützung, wenn Sie sie benötigen. Soziale Interaktionen sind wichtig für das emotionale Wohlbefinden.

Beispiele von Menschen, die gelernt haben, auf sich selbst zu achten

1. Arianna Huffington – Gründerin von Huffington Post

Hintergrund: Arianna Huffington ist eine erfolgreiche

Unternehmerin und Autorin, die die Huffington Post gegründet hat. Trotz ihres beruflichen Erfolgs litt sie unter Schlafmangel und Stress, was zu einem Zusammenbruch führte.

Selbstfürsorge: Nach ihrem Zusammenbruch erkannte Huffington die Bedeutung von Schlaf und Selbstfürsorge. Sie begann, regelmäßig zu meditieren, Achtsamkeit zu praktizieren und sich ausreichend Schlaf zu gönnen. Sie schrieb das Buch „The Sleep Revolution", in dem sie die Bedeutung von Schlaf für die Gesundheit und das Wohlbefinden betont.

Ergebnis: Durch die Integration von Selbstfürsorge in ihren Alltag konnte Huffington ihre Gesundheit verbessern und ein ausgewogeneres Leben führen. Sie setzt sich nun aktiv für die Förderung von Achtsamkeit und Schlafbewusstsein ein.

2. Oprah Winfrey – Medienmogulin und Philanthropin

Hintergrund: Oprah Winfrey ist eine der bekanntesten Persönlichkeiten der Welt, die für ihre Talkshow und philanthropischen Bemühungen bekannt ist. Sie hat jedoch auch mit persönlichen Herausforderungen, einschließlich Stress und emotionalen Kämpfen, zu kämpfen gehabt.

Selbstfürsorge: Oprah hat Selbstfürsorge zu einem zentralen Bestandteil ihres Lebens gemacht. Sie praktiziert regelmäßig Meditation, Achtsamkeit und körperliche Bewegung. Sie betont die Bedeutung von gesunder Ernährung und Zeit für sich selbst.

Ergebnis: Durch die Betonung von Selbstfürsorge hat Oprah nicht nur ihre eigene Gesundheit verbessert, sondern inspiriert auch Millionen von Menschen, sich um ihr eigenes Wohlbefinden zu kümmern. Sie hat ihre Plattform genutzt, um das Bewusstsein für Achtsamkeit und Selbstfürsorge zu schärfen.

3. Glennon Doyle – Autorin und Aktivistin

Hintergrund: Glennon Doyle ist eine Bestsellerautorin und Aktivistin, die sich für Themen wie Selbstliebe, psychische Gesundheit und soziale Gerechtigkeit einsetzt. Sie hat in der Vergangenheit mit Sucht und emotionalen Herausforderungen gekämpft.

Selbstfürsorge: Nach einer Phase des persönlichen Wandels entschied sich Doyle, auf sich selbst zu achten und ihre eigenen Bedürfnisse zu priorisieren. Sie praktiziert Achtsamkeit, Journaling und körperliche Aktivität, um ihre mentale Gesundheit zu fördern.

Ergebnis: Doyles Reise zur Selbstfürsorge hat nicht nur ihr eigenes Leben verändert, sondern auch viele Menschen inspiriert, sich um ihr eigenes Wohlbefinden zu kümmern. In ihren Büchern und öffentlichen Auftritten ermutigt sie andere, sich selbst zu lieben und ihre eigenen Bedürfnisse zu priorisieren.

4. Richard Branson – Unternehmer und Philanthrop

Hintergrund: Richard Branson ist der Gründer der Virgin Group und ein erfolgreicher Unternehmer. Trotz seiner Erfolge hatte er mit Stress und Burnout zu kämpfen.

Selbstfürsorge: Branson hat gelernt, Selbstfürsorge in seinen hektischen Lebensstil zu integrieren. Er betont die Bedeutung von körperlicher Aktivität und verbringt viel Zeit im Freien. Er ist auch ein Befürworter von Work-Life-Balance und nimmt sich regelmäßig Zeit für Familie und Hobbys.

Ergebnis: Durch die Priorisierung von Selbstfürsorge hat Branson nicht nur seine Produktivität gesteigert, sondern auch seine Lebensqualität verbessert. Er ermutigt andere Unternehmer, auf sich selbst zu achten, um langfristig erfolgreich zu sein.

5. Michelle Obama – Ehemalige First Lady der USA

Hintergrund: Michelle Obama ist eine prominente Persönlichkeit und Autorin, die sich für Gesundheit, Bildung und soziale Gerechtigkeit einsetzt. Während ihrer Zeit als First Lady setzte sie sich für gesunde Ernährung und Bewegung ein.

Selbstfürsorge: Michelle Obama hat betont, wie wichtig es ist, sich Zeit für sich selbst zu nehmen. Sie praktiziert regelmäßig Bewegung, Yoga und Meditation, um Stress abzubauen und ihre mentale Gesundheit zu fördern.

Ergebnis: Durch ihre eigene Reise zur Selbstfürsorge inspiriert sie andere, auf ihre Gesundheit zu achten und gesunde Lebensgewohnheiten zu entwickeln. Ihr Buch „Becoming" beschreibt ihre Erfahrungen und die Bedeutung von Selbstfürsorge.

Tipps zur Integration von Selbstfürsorge in den Alltag: Rituale, Pausen, Hobbys

Rituale helfen, Selbstfürsorge zur Gewohnheit zu machen und geben Struktur in den Alltag. Hier sind einige Ideen:

- **Morgendliche Routine**: Beginnen Sie den Tag mit einem positiven Ritual, wie z.b. Meditation, Achtsamkeitsübungen oder einer kurzen Yoga-Session. Dies hilft, den Geist zu klären und den Tag fokussiert zu starten.

- **Dankbarkeitstagebuch**: Nehmen Sie sich jeden Abend Zeit, um drei Dinge aufzuschreiben, für die Sie dankbar sind. Dies fördert eine positive Einstellung und hilft, den Fokus auf die positiven Aspekte des Lebens zu lenken.

- **Abendliche Entspannungsrituale**: Entwickeln
Sie eine entspannende Abendroutine, die das
Lesen eines Buches, das Hören beruhigender
Musik oder das Praktizieren von Atemübungen
umfasst. Dies signalisiert Ihrem Körper, dass es
Zeit ist, sich zu entspannen und den Tag
abzuschließen.

Pausen für die Selbstfürsorge

Regelmäßige Pausen sind wichtig, um Stress
abzubauen und die Produktivität zu steigern. Hier sind
einige Tipps für effektive Pausen:

- **Kurze Pausen während des Arbeitstags**:
Planen Sie alle 60-90 Minuten eine kurze Pause
von 5-10 Minuten ein. Stehen Sie auf, dehnen
Sie sich, trinken Sie Wasser oder gehen Sie kurz
nach draußen, um frische Luft zu schnappen.

- **Mittagspause nutzen**: Verwenden Sie Ihre
Mittagspause nicht nur für Essen, sondern auch
für eine kurze Entspannungsübung oder einen

Spaziergang. Dies kann helfen, den Kopf freizubekommen und neue Energie zu tanken.

- **Digital Detox**: Legen Sie regelmäßige Pausen von elektronischen Geräten ein, um den Geist zu entlasten. Schalten Sie Ihr Handy für kurze Zeit aus oder vermeiden Sie Bildschirme während Ihrer Pausen.

Hobbys als Selbstfürsorge

Hobbys sind eine großartige Möglichkeit, sich um sich selbst zu kümmern und Freude in den Alltag zu bringen. Hier sind einige Anregungen:

- **Kreative Hobbys**: Malen, Zeichnen, Schreiben oder Musizieren sind wunderbare Möglichkeiten, sich kreativ auszudrücken und Stress abzubauen. Nehmen Sie sich regelmäßig Zeit für kreative Aktivitäten, die Ihnen Freude bereiten.

- **Sport und Bewegung**: Finden Sie eine Sportart oder Aktivität, die Ihnen Spaß macht, sei es Tanzen, Radfahren, Schwimmen oder Yoga.

Regelmäßige Bewegung fördert nicht nur die körperliche Gesundheit, sondern auch das emotionale Wohlbefinden.

- **Naturerlebnisse**: Verbringen Sie Zeit in der Natur, sei es beim Wandern, Gärtnern oder einfach beim Spazierengehen im Park. Die Natur hat eine beruhigende Wirkung und kann helfen, Stress abzubauen.

- **Soziale Hobbys**: Nehmen Sie an Gruppenaktivitäten oder Kursen teil, die Ihren Interessen entsprechen. Dies ist eine großartige Möglichkeit, neue Menschen kennenzulernen und soziale Kontakte zu pflegen.

Integration in den Alltag

Um Selbstfürsorge erfolgreich in Ihren Alltag zu integrieren, können Sie folgende Tipps befolgen:

- **Planen Sie Selbstfürsorge ein**: Behandeln Sie Selbstfürsorge wie einen wichtigen Termin. Planen Sie feste Zeiten in Ihrem Kalender ein, um sich um sich selbst zu kümmern.

- **Starten Sie klein**: Beginnen Sie mit kleinen Veränderungen und steigern Sie die Zeit für Selbstfürsorge schrittweise. Dies macht es einfacher, Selbstfürsorge in Ihren Alltag zu integrieren.

- **Seien Sie flexibel**: Es ist wichtig, flexibel zu bleiben und sich nicht unter Druck zu setzen, perfekte Selbstfürsorge-Routinen einzuhalten. Passen Sie Ihre Selbstfürsorge an Ihre Bedürfnisse und Lebensumstände an.

- **Reflektieren Sie regelmäßig**: Nehmen Sie sich Zeit, um darüber nachzudenken, was Ihnen gut tut und was Sie vielleicht anpassen möchten. Achten Sie darauf, wie Sie sich fühlen, und passen Sie Ihre Selbstfürsorgepraktiken entsprechend an.

Ein ganzheitlicher Ansatz für ein gesundes Leben

Zusammenführung von Achtsamkeit, Ernährung, Bewegung, Schlaf, Beziehungen, Zeitmanagement, positive Gedanken, Selbstfürsorge

Ein ausgewogenes und erfülltes Leben basiert auf der harmonischen Integration verschiedener Lebensbereiche. Achtsamkeit, gesunde Ernährung, regelmäßige Bewegung, ausreichender Schlaf, starke Beziehungen, effektives Zeitmanagement, positive Gedanken und Selbstfürsorge sind allesamt entscheidende Komponenten, die miteinander verbunden sind und sich gegenseitig beeinflussen. In diesem Abschnitt werden wir aufzeigen, wie diese

Elemente zusammenwirken können, um ganzheitliches Wohlbefinden zu fördern.

1. Achtsamkeit als Grundlage

Achtsamkeit ist das Herzstück eines gesunden Lebensstils. Sie ermöglicht es uns, im Moment präsent zu sein und unsere Gedanken, Gefühle und Handlungen bewusst wahrzunehmen. Durch Achtsamkeit können wir:

- **Gesunde Entscheidungen treffen**: Achtsamkeit hilft uns, bewusster zu essen und uns für nahrhafte Lebensmittel zu entscheiden, anstatt impulsiv zu handeln.
- **Stress abbauen**: Durch achtsame Praktiken wie Meditation und Atemübungen können wir Stress und Angst reduzieren, was sich positiv auf Schlaf und allgemeine Gesundheit auswirkt.
- **Verbesserte Beziehungen**: Achtsame Kommunikation fördert die Empathie und das Verständnis im Umgang mit anderen.

2. Ernährung und Bewegung

Eine ausgewogene Ernährung und regelmäßige
Bewegung sind entscheidend für körperliches
Wohlbefinden:

- **Ernährung**: Achtsame Ernährung bedeutet, sich
  bewusst mit Lebensmitteln auseinanderzusetzen
  und nahrhafte Optionen zu wählen. Eine
  gesunde Ernährung unterstützt nicht nur die
  körperliche Gesundheit, sondern hat auch
  positive Auswirkungen auf die Stimmung und
  das Energieniveau.
- **Bewegung**: Regelmäßige Bewegung fördert die
  körperliche Fitness, steigert die Energie und
  verbessert die Stimmung. Aktiv zu sein, kann
  auch eine Form der Achtsamkeit sein, wenn wir
  uns auf unsere Bewegungen und den
  gegenwärtigen Moment konzentrieren.

3. Schlaf als Schlüssel

Ausreichender Schlaf ist entscheidend für die
körperliche und geistige Gesundheit:

- **Schlafhygiene**: Achtsamkeit kann helfen, eine entspannende Abendroutine zu entwickeln, die den Schlaf fördert. Dazu gehören Rituale wie das Vermeiden von Bildschirmen vor dem Schlafengehen und das Praktizieren von Entspannungstechniken.
- **Erholung**: Guter Schlaf unterstützt die Regeneration des Körpers, verbessert die kognitive Funktion und trägt dazu bei, Stress abzubauen.

4. Starke Beziehungen

Gesunde soziale Beziehungen sind wichtig für das emotionale Wohlbefinden:

- **Unterstützung**: Achtsame Kommunikation und emotionale Unterstützung in Beziehungen fördern das Gefühl der Verbundenheit und des Verständnisses.
- **Soziale Aktivitäten**: Verbringen Sie Zeit mit Freunden und Familie, um positive soziale Interaktionen zu pflegen, die das Wohlbefinden steigern.

5. Effektives Zeitmanagement

Gutes Zeitmanagement ermöglicht es uns, unsere Prioritäten zu setzen und Stress zu reduzieren:

- **Planung**: Durch das Setzen von Prioritäten und das Erstellen von To-Do-Listen können wir unsere Zeit effektiver nutzen und uns auf das Wesentliche konzentrieren.

- **Pausen**: Regelmäßige Pausen sind wichtig, um die Produktivität zu steigern und Stress abzubauen. Achtsame Pausen helfen, den Geist zu entspannen und neue Energie zu tanken.

6. Positive Gedanken

Die Kraft positiver Gedanken kann nicht unterschätzt werden:

- **Affirmationen**: Durch positive Affirmationen können wir unser Selbstbild stärken und negative Denkmuster durchbrechen.

- **Visualisierungen**: Das Vorstellen positiver Szenarien kann uns helfen, unsere Ziele zu erreichen und unser Selbstvertrauen zu stärken.

7. Selbstfürsorge

Selbstfürsorge ist der Schlüssel zu einem gesunden und erfüllten Leben:

- **Rituale und Hobbys**: Integrieren Sie Selbstfürsorge in Ihren Alltag, sei es durch kreative Hobbys, Entspannungsrituale oder regelmäßige Bewegung.
- **Grenzen setzen**: Lernen Sie, "Nein" zu sagen und Ihre Bedürfnisse zu priorisieren, um Überlastung zu vermeiden.

Inspirierende Geschichten von Menschen, die ihren Lebensstil grundlegend verändert haben

Chris Gardner – Vom Obdachlosen zum Millionär

Hintergrund: Chris Gardner wuchs in schwierigen

Verhältnissen auf und erlebte in seiner Jugend Armut und Obdachlosigkeit. Trotz dieser Herausforderungen kämpfte er darum, für sich und seinen kleinen Sohn zu sorgen.

Veränderung: Gardner entschied sich, sein Leben zu verändern, indem er eine Karriere im Finanzsektor anstrebte. Er nahm an einem Praktikumsprogramm teil, das unbezahlt war, und arbeitete hart, um sich und seinen Sohn zu unterstützen. Trotz der Widrigkeiten gab er niemals auf und blieb fokussiert auf seine Ziele.

Ergebnis: Chris Gardner wurde schließlich ein erfolgreicher Börsenmakler und Unternehmer. Seine Lebensgeschichte wurde in dem Film „Das Streben nach Glück" mit Will Smith verfilmt. Gardner zeigt, dass es möglich ist, selbst aus den schwierigsten Umständen heraus Erfolg zu haben, wenn man an sich glaubt und hart arbeitet.

2. Elizabeth Smart – Überlebende und Aktivistin

Hintergrund: Elizabeth Smart wurde 2002 im Alter von 14 Jahren entführt und erlebte neun Monate in Gefangenschaft. Nach ihrer Rettung kämpfte sie mit den Traumata ihrer Erfahrungen.

Veränderung: Statt sich von ihrer Vergangenheit definieren zu lassen, entschied sich Elizabeth, ihre Stimme zu nutzen, um anderen zu helfen. Sie wurde eine leidenschaftliche Aktivistin für die Rechte von Kindern und Überlebenden von Gewalt.

Ergebnis: Elizabeth hat Bücher geschrieben, Vorträge gehalten und Organisationen gegründet, die sich für den Schutz von Kindern einsetzen. Ihre positive Einstellung und ihr Engagement haben nicht nur ihr eigenes Leben verändert, sondern auch das Leben vieler anderer, die ähnliche Erfahrungen gemacht haben.

3. Jamie Oliver – Der Koch, der die Ernährung revolutionierte

Hintergrund: Jamie Oliver ist ein britischer Koch und Fernsehmoderator, der sich leidenschaftlich für gesunde Ernährung und Essgewohnheiten einsetzt. Er wuchs in einem Restaurant auf und begann früh, sich für das Kochen zu interessieren.

Veränderung: Oliver erkannte, dass viele Menschen

ungesund essen und nicht wissen, wie man frische, gesunde Mahlzeiten zubereitet. Er beschloss, seine Plattform zu nutzen, um das Bewusstsein für gesunde Ernährung zu schärfen und die Menschen über die Bedeutung von frischen Zutaten aufzuklären.

Ergebnis: Jamie Oliver gründete die „Food Revolution"-Bewegung, die sich für gesunde Schulernährungsprogramme und Aufklärung über Ernährung einsetzt. Seine Kochshows und Bücher haben Millionen von Menschen inspiriert, ihre Essgewohnheiten zu ändern und gesünder zu leben.

4. Malala Yousafzai – Die Stimme der Bildung

Hintergrund: Malala Yousafzai wuchs in Pakistan auf und setzte sich für das Recht von Mädchen auf Bildung ein. Ihr Engagement führte zu einem Attentat durch die Taliban im Jahr 2012, bei dem sie schwer verletzt wurde.

Veränderung: Trotz der lebensbedrohlichen Situation und der Herausforderungen, die sie durchlebte, blieb Malala optimistisch und entschlossen. Sie nutzte ihre Stimme, um für Bildung und Frauenrechte zu kämpfen und wurde zu einem Symbol für den Kampf um Bildung weltweit.

Ergebnis: Malala erhielt 2014 den Friedensnobelpreis und setzt sich weiterhin für Bildung und Gleichheit ein. Ihre Geschichte inspiriert Millionen von Menschen und zeigt, wie eine positive Einstellung und der Wille zur Veränderung selbst in schwierigen Zeiten einen Unterschied machen können.

5. Nick Vujicic – Der Mann ohne Gliedmaßen

Hintergrund: Nick Vujicic wurde ohne Arme und Beine geboren. Trotz seiner körperlichen Einschränkungen hat er eine bemerkenswerte Lebensgeschichte entwickelt und kämpfte in seiner Jugend mit Depressionen und Selbstzweifeln.

Veränderung: Nick entschied sich, seine Lebensgeschichte zu teilen und anderen Mut zu machen. Er begann, als Motivationsredner zu arbeiten und gründete die Organisation "Life Without Limbs", die sich für Menschen mit Behinderungen einsetzt.

Ergebnis: Nick hat Millionen von Menschen weltweit

inspiriert. Seine positive Einstellung hat nicht nur sein eigenes Leben verändert, sondern auch das Leben vieler anderer. Er zeigt, dass man trotz aller Herausforderungen ein erfülltes Leben führen kann.

Ermutigung, den eigenen Weg zu finden und kleine Schritte zu unternehmen

Die Reise zur Selbstverwirklichung und zum Wohlbefinden ist oft eine persönliche und individuelle. Es ist wichtig, sich daran zu erinnern, dass jeder Mensch seinen eigenen einzigartigen Weg hat, und es ist in Ordnung, klein anzufangen. Hier sind einige ermutigende Gedanken und Strategien, die Ihnen helfen können, Ihren eigenen Weg zu finden und in kleinen Schritten voranzukommen.

1. Akzeptieren Sie Ihre Einzigartigkeit

- **Jeder hat seine eigene Reise**: Vergleichen Sie sich nicht mit anderen. Jeder hat seine eigenen Herausforderungen, Stärken und Lebensumstände. Ihre Reise ist einzigartig und das ist in Ordnung.

- **Eigenes Tempo**: Es gibt kein „richtiges" Tempo, um Fortschritte zu machen. Erlauben Sie sich, in Ihrem eigenen Rhythmus voranzukommen, ohne sich unter Druck zu setzen.

2. Setzen Sie realistische Ziele

- **Kleine, erreichbare Ziele**: Beginnen Sie mit kleinen, spezifischen Zielen, die leicht erreichbar sind. Dies kann Ihnen helfen, Vertrauen in Ihre Fähigkeiten zu gewinnen und motiviert zu bleiben.

- **Feiern Sie Erfolge**: Feiern Sie jeden kleinen Erfolg, egal wie unbedeutend er erscheinen mag. Dies stärkt Ihr Selbstbewusstsein und motiviert Sie, weiterzumachen.

3. Machen Sie kleine Schritte

- **Schritt für Schritt**: Statt große Veränderungen auf einmal vorzunehmen, konzentrieren Sie sich auf kleine, machbare Schritte. Dies kann alles sein, von einer kurzen täglichen Meditationspraxis bis hin zu einem kleinen Spaziergang.
- **Routine entwickeln**: Integrieren Sie kleine Schritte in Ihre tägliche Routine. Kleine Veränderungen summieren sich im Laufe der Zeit und führen zu bedeutenden Fortschritten.

4. Seien Sie geduldig mit sich selbst

- **Selbstmitgefühl**: Seien Sie freundlich zu sich selbst, besonders wenn Sie Rückschläge erleben. Jeder hat schwierige Tage, und das ist völlig normal.
- **Langfristige Sichtweise**: Denken Sie daran, dass Veränderungen Zeit brauchen. Sehen Sie Ihre Reise als einen langfristigen Prozess, der Geduld und Ausdauer erfordert.

5. Finden Sie Unterstützung

- **Umgeben Sie sich mit positiven Menschen**: Suchen Sie nach Menschen, die Sie unterstützen und ermutigen. Positive Beziehungen können Ihnen helfen, motiviert zu bleiben und neue Perspektiven zu gewinnen.
- **Teilen Sie Ihre Ziele**: Sprechen Sie mit Freunden oder Familie über Ihre Ziele. Das Teilen Ihrer Absichten kann Ihnen helfen, Verantwortung zu übernehmen und ermutigt zu werden.

6. Praktizieren Sie Achtsamkeit

- **Im Moment leben**: Achtsamkeit hilft Ihnen, im Hier und Jetzt zu sein und sich auf die kleinen Schritte zu konzentrieren, die Sie unternehmen. Dies kann Stress reduzieren und das Bewusstsein für Ihre Fortschritte stärken.
- **Reflexion**: Nehmen Sie sich regelmäßig Zeit, um über Ihre Fortschritte nachzudenken. Achten Sie darauf, was gut funktioniert und was Sie möglicherweise anpassen möchten.

Und nun? Ein paar Worte zum Ende

Die Reise zu einem gesünderen und erfüllten Leben ist eine persönliche und oft herausfordernde, aber auch äußerst lohnende Erfahrung. Es ist wichtig, sich daran zu erinnern, dass es nicht um Perfektion geht, sondern um Fortschritt. Jeder kleine Schritt, den Sie unternehmen, kann zu bedeutenden Veränderungen in Ihrem Leben führen.

Indem Sie Achtsamkeit, gesunde Ernährung, regelmäßige Bewegung, ausreichenden Schlaf, starke soziale Beziehungen, effektives Zeitmanagement, positive Gedanken und Selbstfürsorge in Ihren Alltag integrieren, schaffen Sie eine solide Grundlage für Ihr Wohlbefinden. Es ist nie zu spät, um zu beginnen oder Veränderungen vorzunehmen – jeder Tag bietet die Möglichkeit, etwas Neues zu lernen und zu wachsen.

Seien Sie geduldig mit sich selbst und feiern Sie Ihre Erfolge, egal wie klein sie erscheinen mögen. Umgeben Sie sich mit positiven Menschen, die Sie unterstützen, und nutzen Sie die Kraft der Gemeinschaft, um Ihre Ziele zu erreichen. Denken Sie daran, dass es in

Ordnung ist, um Hilfe zu bitten und Ihre Bedürfnisse zu priorisieren.

Letztendlich liegt die Kraft, Ihr Leben zu verändern, in Ihren Händen. Vertrauen Sie auf sich selbst, gehen Sie mit einem offenen Herzen und Geist auf Ihre Reise und genießen Sie den Prozess des Wachsens und Lernens. Sie verdienen ein erfülltes, glückliches Leben – und es beginnt mit der Entscheidung, für sich selbst zu sorgen und die richtigen Schritte zu unternehmen.

Machen Sie den ersten Schritt heute und gestalten Sie Ihr Leben nach Ihren Vorstellungen!